Toute une vie pour eux

L'Iconoclaste,
26, rue Jacob, 75006 Paris
Tél. : 01 42 17 47 80
iconoclaste@editions-iconoclaste.fr
www.editions-iconoclaste.fr

Docteur Fron

Toute une vie pour eux

L'ICONOCLASTE

Pour Jean-Luc Toula-Breysse

« Faire droit à l'événement, c'est laisser place au désordre, fugitif, ou durable, qui crée l'altérité, l'inopiné, le fortuit, l'accidentel et qui revêt souvent la figure de la rencontre avec un vivant. »

Élisabeth de Fontenay, *Actes de naissance*

« Le corps tout entier est visage. »

Emmanuel Levinas

Avant-propos

Je n'étais pas prédisposé à me lancer dans la médecine. Pas de culture médicale familiale. Pas de fantasme, de vouloir « sauver » ou « guérir ». Non, juste une curiosité, face à l'autre, cet humain, mon prochain. C'est par un concours de circonstances que je suis devenu médecin de famille. J'ai été embarqué dans cette aventure sans savoir où elle me mènerait ni ce que j'allais découvrir.

Immergé dans cette réalité que je découvrais au jour le jour, j'ai dû apprendre à nager. Au départ, je n'avais pas conscience du poids des responsabilités que j'allais devoir assumer. Et pourtant, si je n'avais pas plongé, je serais passé à côté de bien des émotions. J'oserais dire : de ma vie.

Avec ce livre, je vous convie à un voyage. Rien de ce que vous y trouverez n'appartient au registre de la fiction, rien n'est inventé. C'est de mon quotidien qu'il s'agit. Fragments de vie captés, au plus près de la réalité. Ces récits courts disent combien, le temps d'une visite ou d'une consultation, un concentré d'humanité s'offre à nous. Tout va très vite. Le moindre détail, la moindre étincelle a son importance.

Jour après jour, j'ai pu mesurer la force de la parole. Constater que les mots et les maux sont puissants. Ces mots qui ne viennent pas d'une volonté de dire mais qui surgissent à la faveur d'une présence. Présence à soi-même, présence à la personne rencontrée. Présence à la situation.

Le temps long a aussi toute sa place dans cette histoire. Médecin de famille, j'ai été identifié à un lieu : celui qui est toujours là, disponible dans la durée, pour des décennies. Sans y prendre garde, je suis devenu un repère.

Avec ces histoires vraies, je voudrais affirmer à quel point ce métier est unique, par la diversité et la richesse des rencontres qu'il autorise. Reflets du vivant, souvent caché. C'est la Vie même qui est là, au quotidien, à portée de main.

Paul Éluard disait : « Il n'y a pas de hasard, il n'y a que des rendez-vous. » Les rendez-vous n'ont pas manqué.

« Continuez »

Ce matin-là, je suis appelé auprès de Madame Steinberg, une femme née en 1910. Ayant entendu parler de moi dans le quartier, elle voulait me connaître. Son mari lui-même avait été médecin, et son fils médecin spécialiste en province. Elle cherchait un médecin généraliste de proximité, tout en précisant qu'il s'agissait juste de vérifier sa tension. On se soigne peu, dans la famille.

Très vite elle me parle de son mari médecin, Samuel Steinberg, décédé prématurément en 1959 – j'avais alors à peine 5 ans. Puis voici qu'elle se décide à me lire une lettre dans laquelle l'écrivain Joseph Kessel rendait hommage à son mari, en ces termes :

« On entend souvent cette plainte : où sont-ils les médecins d'autrefois, le docteur de quartier, le docteur de famille, attentifs et désintéressés, à la fois praticiens et conseillers tutélaires. Ils appartiennent au passé. La spécialisation, la hâte, la dureté de notre temps les ont fait disparaître. Ce propos me semble excessif. Sans doute parce que j'ai connu le docteur Samuel Steinberg. Il a longtemps soigné une malade qui m'était infiniment chère. Je me souviens et me souviendrai toujours de la patience, de l'intelligence, de la douceur qu'il montrait à chacune de ses visites. Ses journées étaient chargées à l'extrême. On ne s'en apercevait jamais. Il avait la politesse la plus rare, celle du cœur. Il n'était pas seulement dévoué à sa profession. Il s'y était voué[1]. »

Submergée d'émotion, elle ne peut achever la lecture de ce document. Ses mains tremblent. Un long silence. Enfin, elle se redresse, l'ensemble de son corps comme rassemblé, et me dit d'une voix assurée :

– Docteur, ne vous fatiguez pas trop mais continuez.

Je l'ai quittée sans très bien comprendre ce qui m'arrivait.

Pourquoi ce conseil à moi, ce jour-là ?

Nous étions en 1990. J'exerçai depuis une dizaine d'années déjà. Les négociations pour une nouvelle

---

1 —. Reproduction autorisée avec l'aimable autorisation des ayants droit de Joseph Kessel.

convention se présentant mal, les médecins menaçant les caisses de passer tous en secteur honoraires libres, les autorités de tutelle décidèrent de bloquer la situation. Moi qui avais respecté la convention secteur 1, je me suis senti bafoué, pris en otage. Au point que j'envisageais sérieusement d'arrêter l'exercice de la médecine générale dite libérale.

Je me suis trouvé devant un choix que je formulais ainsi :

Que cherches-tu ? Être reconnu selon les valeurs de cette société dont la valeur première est l'argent ? Ou bien es-tu capable de reconnaître que ta place est bien là, répondant à l'appel de ceux qui te font confiance ? Témoin engagé, au cœur de leur vie. Quand bien même serais-tu pris en otage, dans ce secteur conventionné.

J'ai entendu cette femme, j'ai continué ce métier de médecin.

Beaucoup plus tard, en 2014, j'apprendrai par la fille de cette dame dont j'étais devenu le médecin traitant que son père, Samuel Steinberg donc, avait été arrêté par la police française en 1941, alors qu'il se rendait en visite auprès d'une famille.

J'évoquai alors avec la fille la parole fondatrice

pour moi de sa mère et elle me donna une copie de la lettre hommage – celle que Madame Steinberg n'avait pu me lire jusqu'au bout. Et je découvris le tréfonds de son émotion.

Joseph Kessel poursuivait ainsi :

« ... sa vie entière n'a fait qu'illustrer cette vocation. Mais son plus haut exemple, c'est le témoignage de l'un de ses confrères israélites qui le révèle, d'un médecin détenu comme lui par la Gestapo au camp de Drancy. »

Je pus alors lire le témoignage, que citait Kessel, d'un autre médecin, le docteur Fischmann, écrivant à Madame Steinberg :

« Vous connaissez probablement, madame, les horreurs de ce camp où les décès par carence alimentaire, par maladie et suicide étaient nombreux au quotidien. Votre mari remplissait avec dignité et grandeur d'âme son rôle de médecin, partageait la douleur, et subissait la menace avec courage. Je tiens surtout à vous relater un détail que je crois être un des rares à connaître et qui grandit votre mari au-delà de ce que nous pensions concevoir comme possible dans les conditions qui étaient les nôtres. Il s'agit du moment de la libération des grands malades, en novembre 1941 ; la libération dépendait des médecins de la préfecture qui venaient d'être autorisés par la Gestapo de signer la sortie des malades. Les quelques médecins autorisés à établir les listes (j'étais du nombre) ont fait tout leur possible pour faire libérer le plus grand nombre. Le médecin de la préfecture agit à ce moment avec humanité et avec esprit confraternel et ne s'est opposé personnellement à la libération d'aucun médecin. Nous avons usé de cette planche de salut (pourrait-on nous en blâmer?) et presque tous les médecins "vieux internés" ont pu quitter le camp. Je m'étais inscrit sur la dernière liste des libérables, quand je me suis aperçu que Steinberg ne figurait sur aucune liste; je me suis mis à sa recherche et j'ai vainement employé cette chance unique de sortie, il a refusé. Il n'a pas voulu abandonner ses frères.»

Volontairement, le docteur Steinberg s'était laissé déporter au camp d'Auschwitz.

Il survivra. Il reprendra même l'exercice de la médecine générale, avant de succomber en 1959 à une longue maladie contractée en déportation.

En 1990, lors de notre première rencontre, alors que je traversais des moments de découragement,

Madame Steinberg n'avait pu lire ce vibrant hommage jusqu'au bout, mais au moins avait-elle prononcé ce « Continuez ».

Irruption d'une parole, rencontre d'inconscients, mystère de la rencontre… Je crois pouvoir dire que cette parole reçue à l'époque me permet de partager avec vous quelques fragments de la pratique d'un médecin de famille persévérant sur une quarantaine d'années.

Au commencement

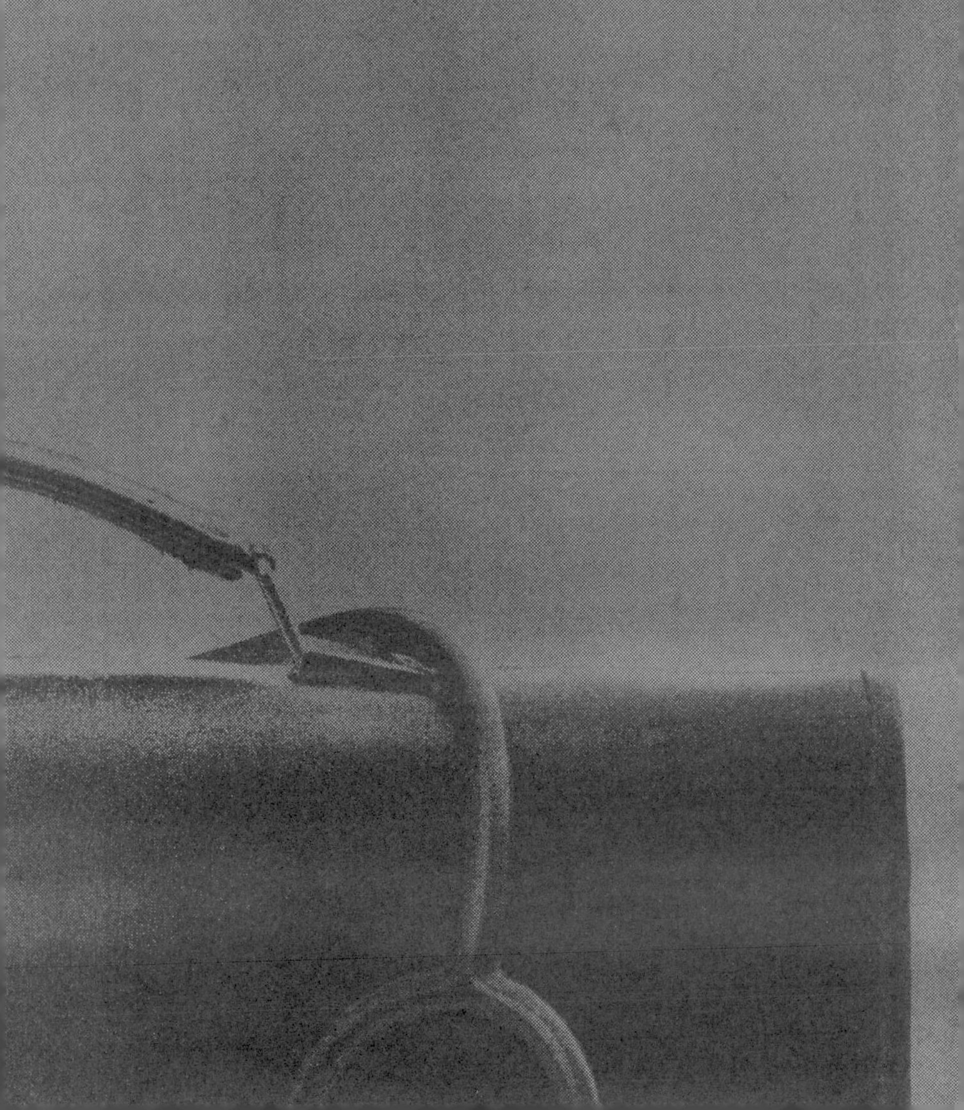

Comment cela avait-il commencé, alors que je n'étais pas prédestiné à devenir médecin généraliste, pas plus que je n'avais vocation à soigner ? Comment me suis-je laissé embarquer dans cette aventure ? Retracer ce qui m'a conduit vers la médecine n'est pas anodin. Au-delà du hasard, il y eut la découverte d'un univers que je me suis peu à peu approprié.

Si ma première passion allait au ballon rond, c'est la blouse blanche que je vais revêtir. Les commencements sont toujours prometteurs, et ils l'étaient particulièrement en ces années 1970. Tout semblait possible. L'engagement, lui aussi, devait être total. J'ai vite compris qu'il fallait être capable de suivre le rythme.

Vingt-quatre heures sur vingt-quatre

J'appartiens à une grande fratrie. Mon père était ingénieur, j'ai trois frères ingénieurs, deux sœurs professeures de mathématiques. Les mathématiques, ce n'était pourtant pas pour moi. Même si je suis le numéro 10 d'une famille de onze enfants. Je devais trouver un autre mode d'expression. Pas de place pour moi dans cet univers-là. Du côté de ma mère, les lettres classiques, et une fantaisie que les circonstances de la vie ne lui ont pas permis de développer pleinement.

Alors quoi ? Lorsque j'étais jeune, j'avais une passion : le football. Je ne rêvais que d'une chose, devenir professionnel. Je fus un bon footballeur chez les pupilles, les benjamins, les minimes, les cadets. Dans l'équipe, j'étais le numéro 8. Non pas le 10, le créateur, ni le 9, le buteur qui fait trembler les filets. Les deux sont dans la lumière. J'étais plus discret, le passeur. Mais toujours sur la feuille de match.

Et voici qu'au moment des cadets, comme tout adolescent j'avais de très bonnes idées. Un soir de juillet, il faisait tellement chaud que je suis allé chercher des glaçons dans le congélateur. Après les avoir mis dans un sac en plastique, prenant quand même soin d'interposer une petite serviette entre lesdits glaçons et mon thorax d'athlète, j'ai pensé que je pourrais dormir avec ce dispositif. Le lendemain, 39 °C de fièvre, frissons. Pneumonie. Je me suis retrouvé à l'hôpital Saint-Joseph, dans le XIVe arrondissement de Paris. Je découvre ainsi le monde médical, qui ne faisait pas partie de la culture familiale. Étonnement. Première sommation. Cela n'a pas suffi.

Un an plus tard, et là c'était beaucoup plus grave, parce que cela fut le début de la fin de ma carrière de footballeur : un abcès au niveau de la joue droite. Lésion que j'ai nommée « abcès de fixation ». Toujours est-il que, là aussi, urgences de l'hôpital Saint-Joseph. À nouveau, les antibiotiques ont fait leur travail. Une grande fatigue s'est ensuivie. Le monde de la médecine ayant refait irruption, je me suis dit que je pourrais être médecin. J'ai poursuivi la pratique du football, mais quelque chose s'était brisé. Je ne serais pas Fleury Di Nallo, le petit prince de Gerland.

Le football aura quand même été déterminant pour ma scolarité. En effet, je dois mon admission en seconde à l'école Massillon, un établissement catholique situé en face de l'île Saint-Louis, non pas à la qualité de mon livret scolaire mais à l'intérêt d'un des responsables du lycée pour mes aptitudes sportives, qui allaient renforcer son équipe. Mon père, même s'il n'entendait rien au football, m'avait « vendu » comme un élément important du Paris Université Club, dont j'étais membre depuis des années.

J'ai passé mon baccalauréat en 1972 et me suis inscrit en médecine. J'ai eu le grand honneur d'être reçu du premier coup, malgré le numerus clausus qui se mettait en place. Je ne dirais pas à la grande surprise de mon entourage – qui sait ? Bref, j'étais reçu.

La faculté de médecine et l'hôpital Henri-Mondor venaient d'être construits, ils étaient encore entourés de terrains vagues. La ville nouvelle de Créteil sortait de terre. Les Choux, grand ensemble signé Gérard Grandval, poussait comme des champignons en lieu et place des jardins ouvriers. Sur la lancée des Trente Glorieuses, tout semblait possible.

Chaque jour était un commencement. Sur le plan de la matière médicale, des enseignements, des stages hospitaliers, de la diversité des personnes rencontrées.

Brutalement, en quatrième année, angoisse. Je venais de valider le certificat d'urologie-néphrologie et j'avais cependant une conscience absolue de ne rien savoir. J'ai pris la décision de parasiter toutes les consultations qui accepteraient ma présence. Plutôt la clinique que les livres.

Infirmier la nuit, étudiant hospitalier le jour, je

n'ai pas eu le temps de m'ennuyer. J'avançais jour après jour, habité par la certitude que demain serait encore meilleur qu'aujourd'hui. Je n'étais pas le seul. La jeunesse et l'époque nourrissaient en nous cette disposition d'esprit.

C'est ainsi qu'année après année je suis devenu médecin généraliste. Je me suis très vite rendu compte que malgré tous les espoirs thérapeutiques que les progrès techniques laissaient entrevoir durant ces *seventies*, la matière médicale purement scientifique ne m'intéressait pas du tout. Ce qui m'intéressait, c'étaient les gens, les situations. Être plongé dans l'existence.

Ma licence de remplacement en poche, dès que cela fut possible, j'ai travaillé chez un généraliste, une semaine à Paris, près de la Bastille. Je ne sais plus si j'eus peur. Je me souviens surtout de la bienveillance de la secrétaire de ce cabinet et de sa façon de me présenter positivement aux patients sans même me connaître. Une certaine inconscience, à l'époque, des risques et de la responsabilité que j'engageais m'a permis de me lancer, presque naturellement.

Trois mois plus tard, toujours inconscient, je partis

remplacer un médecin de campagne en Normandie. À peine arrivé, il me confie les clefs de la maison, du cabinet, de sa voiture et me dit que, si j'ai des questions, une dame qui s'occupe de tout pourra y répondre. En effet, dix minutes plus tard, elle se présente.

Il en profite pour nous saluer et nous quitte comme si de rien n'était. J'apprends par cette femme qu'il travaille sept jours sur sept, tout au long de l'année – je comprends son empressement à partir en vacances. Je réalise alors que c'est ce que je vais devoir vivre, un mois durant, en cet été 1979.

Un après-midi, en pleine consultation, j'entends la sirène des pompiers. Un incendie quelque part? La réponse ne tarde pas. Quelques minutes plus tard, leur camion s'arrête bruyamment devant la grille de la maison.

– C'est vous, le remplaçant du médecin?

– Oui.

– Trois coups de sirène, cela veut dire accident agricole. Venez avec nous, un agriculteur est tombé de son tracteur. Il serait mal en point.

Me voilà embarqué, ne sachant pas que le praticien

que je remplaçais était aussi médecin des pompiers. Sur place, nous découvrons un homme qui a la jambe droite coincée sous la roue avant de son tracteur. Celui qui l'accompagne a réussi à le dégager, mais en plus de sa jambe brisée, sa tension artérielle commence à chuter. Poser une perfusion d'abord s'impose. Une fois installés dans le camion, nous prenons lentement la route de Caen, le SAMU nous rejoignant à vive allure pour faire la jonction. Je suis soulagé en voyant arriver l'équipe, qui peut prendre en charge dans de bonnes conditions cet agriculteur – à n'en pas douter il présentait une hémorragie interne. J'appris par la suite qu'outre sa fracture de la jambe, on l'avait opéré d'une rupture de la rate. Il était sauvé.

Vingt-quatre heures sur vingt-quatre, sept jours sur sept, un mois durant. Le 1er août, je me sentis rempli d'émotions, heureux d'avoir fait face à ce que je n'imaginais même pas pouvoir accomplir. Aujourd'hui, ma fille, médecin gastro-entérologue, ne comprend pas que je puisse encore travailler soixante-cinq heures par semaine. Elle a sans doute raison.

Pour mes jeunes collègues qui s'installent comme

généralistes, c'est surréaliste. À elles, à eux d'inventer un nouveau rapport au temps, au travail, en tenant compte de la spécificité que représente l'exercice de cette *spécialité* qu'est la médecine générale, dite libérale.

Je me suis installé très vite, ma femme étant enceinte de jumeaux, espérant qu'en tant que chargé de famille je pourrais être exempté de ce service militaire que je n'avais pas encore effectué. En vain. À l'époque, pour qu'un médecin puisse prétendre à bénéficier de cette exemption, il fallait avoir trois enfants à charge. Catastrophe financière. Perte de l'investissement que représentait cette installation. Ce n'était pas avec les 150 francs, prime de panier comprise, et le lot de cigarettes que l'on distribuait encore aux conscrits que j'allais pouvoir faire vivre ma famille.

J'ai effectué mes classes à Libourne, où je fus impressionné par l'écart qui existait entre la médecine individuelle qu'on m'avait enseignée à la faculté et la médecine de guerre. Si cette dernière ne négligeait pas le soin aux personnes, elle avait comme principe l'attention au *corps de la troupe*. L'individu s'inscrivant dans un ensemble où les moyens étaient mobilisés pour sauver ce qui était sauvable. Le sacrifice de quelques-uns pouvant sauver beaucoup d'autres.

Après trois mois à Libourne, j'ai été affecté au SAMU de Versailles. Alors que j'étais de garde, un appel. Le médecin avec qui j'étais associé, à Paris, et que j'avais dû quitter pour l'armée, avait été victime d'un accident de la route, puis pris en charge par une des équipes présentes ce jour-là.

Après un temps d'hospitalisation, il reprit son travail, mais sans pouvoir se déplacer au domicile des patients. Pour ces visites, il me proposa de le remplacer. Mais, étant militaire, je ne pouvais faire de remplacements que si j'étais officiellement en permission. Exposant ma situation au général sous les ordres duquel je me trouvais, celui-ci me proposa de poser une permission non enregistrée tous les lundis, qui ne serait validée que si la situation l'imposait. C'est ainsi que pendant neuf mois, j'ai pu effectuer chaque semaine trois gardes de vingt-quatre heures au SAMU et trois journées de douze heures au cabinet de ce médecin, et ainsi faire face à mes obligations financières.

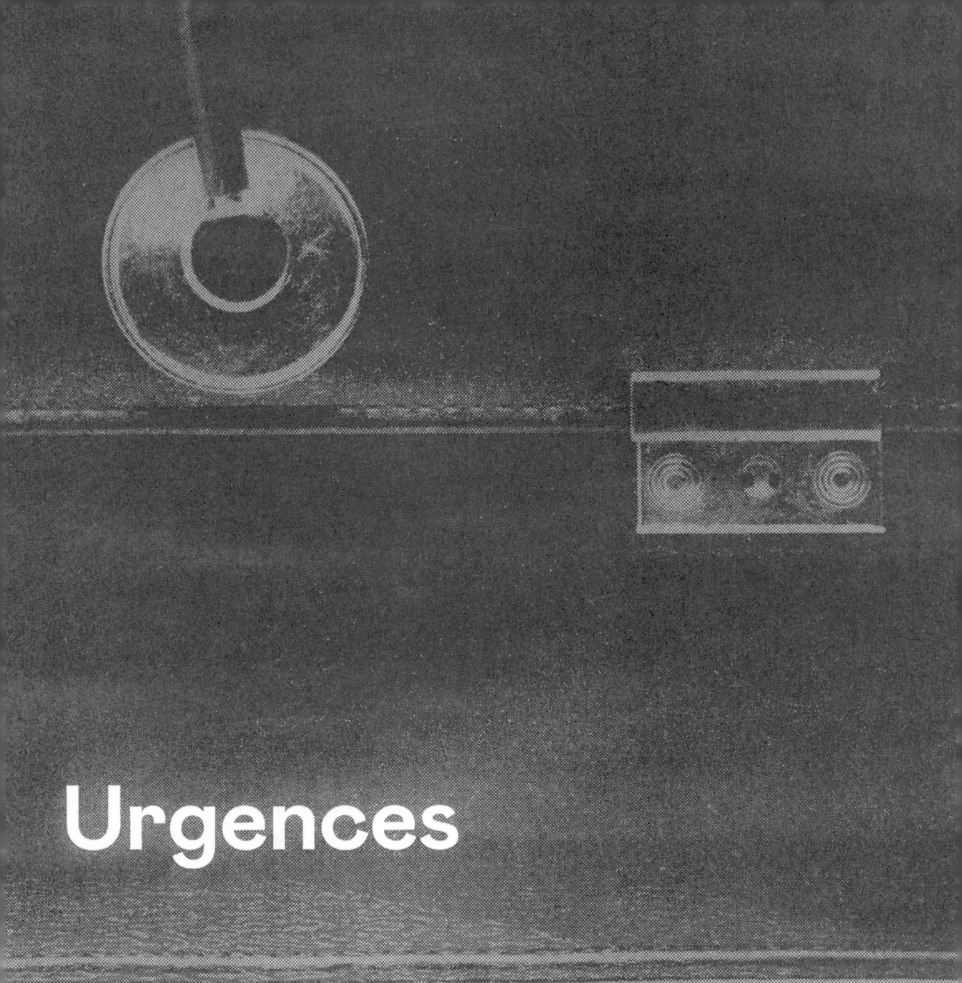

Urgences

À la fin de mon service militaire, en 1982, j'ai finalement décidé de travailler à l'Association des urgences médicales de Paris, où comme à SOS Médecins nous intervenions à domicile sur les vingt arrondissements de Paris et la proche banlieue. Les gardes étaient de douze heures. De 8 heures à 20 heures, de 12 heures à minuit, ou bien encore de 20 heures à 8 heures du matin. Petit nouveau dans cette association, j'hérite, comme premières gardes, des nuits de Noël et du Jour de l'an. Durant lesquelles, comme si cela ne suffisait pas, j'ai dû mobiliser le SAMU pour deux infarctus du myocarde et un

accident vasculaire cérébral. Heureusement, nous n'intervenions pas toujours pour des urgences vitales.
Les programmes de télévision, à l'époque, se terminaient vers minuit. Le petit écran n'émettant plus de son ni d'image, l'angoisse faisant retour, nous étions appelés parfois juste pour assurer une présence. Les appels du petit matin étant d'une tout autre nature. Certains patients, en proie à une douleur ou une symptomatologie correspondant à une urgence vitale, attendaient parfois trop longtemps avant de nous appeler. Nous savions, en traversant Paris à 6 heures, qu'il nous fallait être très vigilants. Et souvent cela se terminait par une hospitalisation, avec l'aide d'une équipe mobile médicale d'urgence.

Comme au SAMU, je ressentais les effets de l'adrénaline. Mon identité était urgentiste. Durant ces trois années, j'ai vécu beaucoup d'expériences marquantes, embarqué dans ce tourbillon. Un soir, un jeune homme me rappela que j'avais un prénom.

C'est Bruno son petit nom

Appel pour un jeune homme qui, me dit-on, faisait peur à son entourage. Il menace de jeter des objets par la fenêtre. Encore ! Une crise de nerfs… ou autre chose ?

Sur place, une femme, « sa voisine », m'accueille. Une dame comme il faut, au chignon bien en place. Dans le salon, je trouve un jeune de 22, 23 ans, allongé sur le tapis, les jambes relevées sur le canapé.

– Qu'est-ce que tu fous là, toi ?

– Je suis le médecin. Il semble que c'est votre voisine qui m'a appelé.

– Tu te tais ou je te fais la peau.

– Écoutez…

– Tu ne vois pas que je suis au téléphone, que je cause à quelqu'un ?

– Bien. Je vous laisse terminer votre conversation, je reste dans le couloir et je reviendrai quand vous aurez raccroché.

Cette dame m'apprend alors qu'il vit une histoire avec un garçon qui, semble-t-il, lui a fait des infidélités. Cette relation touche à sa fin. Désespéré, il a commencé à jeter des verres par la fenêtre du sixième étage, puis a téléphoné à son ami, l'insultant et lui faisant du chantage au suicide. Sa voisine parle de sa situation comme si elle était sa mère, exprimant beaucoup d'affection, mêlée d'inquiétude. Sans en être sûre, elle ajoute qu'il prend peut-être des stupéfiants.

Nous retournons dans le salon. Il raccroche violemment. Assis, il nous regarde.

– Qu'est-ce que tu veux ? T'es docteur, hein ? Qu'est-ce qu'il y a dans ta grosse valise ? Des produits ? Au moins, que tu serves à quelque chose…

– Effectivement, j'ai des médicaments dans ma sacoche. Mais pas d'opiacés ou de choses de ce genre.

– C'est sûr, ce mensonge ?

– Je vous propose quelque chose. Mais dans l'ordre, parce que ma mallette est bien rangée. Je n'ai pas l'intention que tout soit renversé. J'ai effectivement un certain nombre de produits. Vous sortez les ampoules une à une. Si vous en trouvez une qui paraît pouvoir vous aider, je vous fais l'injection.

Il ouvre, tourne et tourne, finit par trouver du Tranxène 50 et de la Viscéralgine.

– On pourrait prendre cela.

Il était excité. Le Tranxène tombait bien. Je lui propose de lui faire l'injection intramusculaire. Je profite d'être assis à côté de lui pour l'interroger sur ce qui lui arrive. Un mélange de bête traquée et de poupon attendant son biberon… Une grande variabilité d'expression. Et soudain :

– Comment tu t'appelles ?

– Docteur Fron.

– Mais ton prénom ?

– Bruno.

La voisine, très attentionnée, s'approche. Il lui dit :

– Tu as vu, c'est Bruno son petit nom.

Elle, toute rouge, ne sachant comment réagir :

– Enfin, Jean-Philippe, tu es terrible. C'est un docteur.

– Oui, mais il est mignon. C'est Bruno son petit nom.

L'injection de Tranxène au bout d'un moment finit par le relaxer. Sa voisine, peut-être pour se rassurer, commence à vouloir ranger la pièce. Des morceaux de verre, un rideau, différentes choses qui étaient en désordre. Ne trouvant pas de quoi régler ma visite, la voisine m'invite à l'accompagner chez elle.

– Docteur, je peux vous payer la visite. Il me remboursera.

– Pourquoi pas.

Cela fera un impayé de moins. Elle me propose une tasse de café, que j'accepte.

– Il exagère, quand même. Vous avez vu, docteur. À peine a-t-il raccroché le téléphone qu'il vous appelle par votre petit nom.

– La vie continue…

Elle m'a regardé en souriant.

– C'est un drôle de métier que vous faites, docteur. C'est comme si, intervenant en urgence, au moment de crises, vous éteigniez un petit peu l'incendie. Ce Jean-Philippe, vous savez, c'est un garçon charmant, mais un écorché vif. Il joue avec le feu. Les braises sont toujours là.

« Les braises sont toujours là » ? Paroles énigmatiques, dans la bouche de la petite dame au chignon parfaitement en place.

« Sois rapide, cinq visites t'attendent après cette femme. » La médecine d'urgence à la chaîne. On se croirait dans un reportage pour magazine grand public. Moi, j'obéis à mon régulateur, je monte les escaliers, je n'ai aucune idée de ce que je vais trouver. Ça ne me déplaît pas. Je frappe à la porte de la chambre 27.

Hôtel du Nord

– Entrez, docteur.

Je trouve, allongée sur le lit, une femme qui doit avoir à peu près 40 ans.

– Docteur, j'ai mal. Mon ventre... Je ne peux pas rentrer chez moi dans cet état-là.

Rentrer chez elle dans cet état ? Que fait-elle dans cette chambre d'hôtel, un jeudi après-midi ? Tout d'abord, répondre au plus vite aux trois questions habituelles. Urgence ? Gravité ? Gestion du temps ?

Urgent ? À la mesure des autres appels qui attendent. Pas plus.

Grave ? Pas de signe de choc. La tension est bonne ? L'abdomen est visiblement ballonné, mais souple à l'examen et finalement insensible à la pression. Enceinte ? Elle me dit que ce n'est pas possible. Mais ce ventre ?

Que faire ? S'asseoir. Continuer l'examen clinique. Juste pour le contact, comme élément de communication. C'est alors que j'apprends comment, à chaque fois qu'elle retrouvait son amant dans cette chambre d'hôtel, son ventre gonflait. Aujourd'hui elle ne pourra pas se présenter à son mari, chez elle, avec ce ballon sous sa robe. Moi, le médecin, je devais comprendre, et effacer tout ça.

« Effacer tout ça », telle est la demande. Est-il possible et légitime d'y répondre ? La voix insistante et les appels suivants en instance me poussent à agir et à proposer une injection intramusculaire de Spasfon. Ô surprise ! Quelques instants plus tard, le ventre est redevenu plat. Si le Spasfon est un médicament utile, son efficacité ce jour-là, quasi miraculeuse, dépasse tout ce que mon expérience m'a donné de voir jusqu'alors.

– Docteur, combien vous dois-je ?

A-t-elle perçu que mon temps est compté, en cet après-midi de décembre ? Est-elle pressée de quitter cette chambre d'hôtel ? Le ventre est plat. À cet instant, c'est la seule certitude.

– Madame, nous avons le temps. Posez-vous.

– Vous, au moins, vous prenez votre temps.

Était-elle sérieuse ou bien ironique ? Je ne l'ai pas su.

J'ai signé la feuille de soins, refermé doucement la porte, dévalant l'escalier à toute vitesse pour regagner ma voiture où un sixième appel m'attendait.

Peut-être que le manque de temps, dans ce cas particulier, ne fut pas un handicap, au contraire. Un peu plus de temps et j'aurais pu en savoir plus sur la vie de cette femme. Mais était-ce bien nécessaire ?

Chambre d'hôtel, amant, ventre gros, mari, maison ? Cet après-midi, le résultat de l'équation devait être « ventre plat ».

On allait voir son médecin pour un oui, pour un non ? Si bien que des responsables de la Santé mirent en place un système de primes pour encourager les médecins généralistes à prendre une retraite prématurée… Forts de l'adage selon lequel moins d'offre entraînerait moins de demande, ils imaginaient qu'en diminuant le nombre de médecins prescripteurs les comptes de la Sécu s'en porteraient mieux. Un jour, j'ai rencontré une femme qui d'elle-même préférait éviter les médecins.

Dernier métro, 1927

Année 1983. Motif de l'appel : une femme âgée qui serait très gênée pour respirer. J'arrive au domicile. Sa fille me conduit dans la chambre. Je tombe sur une femme qui dit avoir 92 ans, très vive mais qui respire difficilement. À l'auscultation, je découvre un cœur rapide et irrégulier associé à des crépitants des bases pulmonaires : tachyarythmie, insuffisance cardiaque avec œdème pulmonaire. J'essaie de comprendre un peu ce qui se passe et d'avoir quelques renseignements sur ses antécédents. J'apprends qu'elle n'a pas vu de médecin depuis 1927. Date de la naissance de sa fille, qui est présente. J'avais rencontré une femme dont la dernière consultation remontait à 1951. Mais aujourd'hui, cela battait tous les records…

– Vous ne croyez pas que peut-être vous auriez pu consulter un médecin de temps en temps ?

– Vous savez, docteur, j'ai toujours pensé que si je voyais un médecin, il me trouverait quelque chose. Alors j'ai fait en sorte de ne pas les voir.

– Cela ne semble pas vous avoir mal réussi. Mais pourquoi m'appeler aujourd'hui ?

– Ce n'est pas moi qui vous ai appelé. C'est ma fille. Elle a eu peur. Je respire mal.

Je sors mon électrocardiogramme. Le tracé confirme une tachyarythmie par fibrillation auriculaire. Sa fille me dit que deux jours avant, elle était encore très bien. Elle sortait dans la rue, montait les trois étages à pied. Que faire face à un tel caractère ? Normalement, je devrais l'hospitaliser. Je lui explique que j'ai bien compris son rapport particulier à la médecine et aux médecins.

– Madame, si je pensais qu'on ne peut rien faire d'utile pour vous, je vous laisserais tranquille. Mais, dans votre cas, je pense que l'on peut ralentir votre cœur et ainsi vous permettre, étant donné votre très bon état général, de vivre encore de bonnes années.

– Vraiment ?

– C'est ce que je pense. C'est ce que je dis.

– Vraiment ?

– Vraiment.

– Si vous le dites, alors je vous crois.

J'ai appelé une ambulance, direction les urgences. Admise dans un service de cardiologie, par chance le traitement anti-arythmique associé à des diurétiques a fait des miracles. Par un courrier de l'hôpital, j'ai su qu'elle était rentrée chez elle quelques jours plus tard. N'étant pas son médecin, et pour cause, je suis resté sur ce : « Vous savez, docteur, j'ai toujours pensé que si je voyais un médecin, il me trouverait quelque chose. »

Ici, à l'entrée dans la nuit, la parole circule. Chaque terme compte. Ou comment des points de vue extrêmes vont mystérieusement se conjuguer.

Je ne veux pas qu'il meure ici ce soir

C'était avant que l'on construise l'Opéra Bastille. Derrière le grand cinéma et la gare de la Bastille, il y avait un ensemble de maisons, dont certaines en bois.

Je me rends chez une femme qui veut que j'hospitalise son mari tout de suite. Renseignements pris, il sort justement de l'hôpital Saint-Antoine. Il est en phase terminale. Elle n'en peut plus, la demande est pressante. Il est 23 h 30. Je suis très fatigué.

Elle me conduit auprès de son mari. Je reste seul avec lui. Il est au bout du rouleau. C'est lui qui a demandé à rentrer à la maison.

Je prends sa tension. Je ne peux que constater un état de cachexie terminale : la peau sur les os. Je lui demande s'il a mal. Je regarde son ordonnance. À cet instant, il ne souffre pas physiquement. Il a l'esprit très clair malgré une fatigue extrême.

– Je veux rester chez moi. Finir *ici.*

Je rejoins sa femme dans le salon. Je lui rapporte la volonté de son époux de rester ici.

– Je ne pourrai pas. Je ne veux pas qu'il meure *ici ce soir.*

– Il va mourir, c'est vrai. Mais pas ce soir.

Que faire ? J'ai soif. Elle perçoit ma fatigue et mon embarras.

– Voulez-vous un café, docteur ?

– Volontiers.

Le temps qu'elle prépare le café, je souffle un peu. Elle revient avec deux tasses. Elle me sert. En même temps que le café, elle me déverse toute la souffrance d'une vie. Aujourd'hui, elle est seule avec son mari. Elle est sa deuxième femme. Ses enfants ne l'aident pas. Elle n'en peut plus.

– Avant, je croyais en quelque chose, mais avec tout cela je ne crois plus en rien.

Silence.

– Et vous, docteur, vous croyez en quelque chose?

Comment échapper à une question si directe?

– Vous me posez une question précise. Disons qu'il m'arrive de croire en quelque chose.

– Alors qu'est-ce qu'il faut faire? Qu'est-ce qu'il faut dire?

– Peut-être lui dire que vous ne comprenez rien, que vous n'en pouvez plus.

La voici, levant les yeux au ciel, y déposant une trop lourde charge.

Je retourne auprès de son mari pour lui dire qu'il peut rester dans son lit, ici, laissant un comprimé sublingual de morphine si jamais il a mal cette nuit. Avant de prendre congé, nous convenons de nous rappeler le lendemain matin à 9 heures.

À 9 heures, sa femme m'apprend qu'il vient de s'endormir pour toujours. *Ici, mais pas ce soir.*

Les visites à domicile m'ont conduit dans des lieux surprenants que je n'aurais pas eu l'occasion de découvrir en temps normal. Et à m'appuyer, comme ce jour-là, sur des alliés de circonstance.

Madame Rose

Cela se passe au début des années 1980, toujours aux urgences médicales de Paris. Un vendredi soir, appel rue Saint-Denis. Passé les embouteillages, il faut aussi jouer des coudes : au bas de l'immeuble, à 22 heures, des filles.

– Alors, tu viens ?

– Non merci. Moi aussi je travaille.

C'est l'escalier F, tout au fond de l'immeuble. Première cour, deuxième cour, troisième cour, pas de lumière. Je sors mon otoscope pour m'en servir comme d'une lampe de poche. Je m'engage dans l'escalier, me dirige vers le premier étage. À peine suis-je dans l'escalier, trois gars. Pas rassuré. Je n'aurais pas dû venir, c'est un mauvais plan. Mais en fait de mauvais gars, pas vraiment. Me voyant arriver avec ma sacoche, ils s'écartent. Pas de mines désagréables. Ils attendent leur tour. Je ne les intéresse pas, ils me laissent passer.

Arrivé à la première porte, « Mimi ». La deuxième, « Lulu ». La troisième, « Lapin » et la quatrième, « Rose ». C'est bien là, Madame Rose. Je ne me suis pas trompé d'adresse. Je frappe, après un certain temps la porte s'ouvre. Je suis face à une dame de 80 ans qui semble très gênée par une respiration sifflante, le visage un peu rougi par la toux. J'entre, elle se dirige vers son lit.

– Madame, qu'est-ce qui vous arrive ?

– Je ne sais pas, j'ai du mal à respirer.

Regardant autour de moi, je n'en crois pas mes yeux. C'est Lourdes. Des cierges, des saintes vierges, des fleurs. Il y a un prie-Dieu capitonné comme dans les églises pour se mettre à genoux. Madame Rose présente une exacerbation fébrile d'une bronchite chronique. Elle ne consulte jamais de médecin.

– Madame, je crois qu'il serait plus raisonnable de vous hospitaliser à l'Hôtel-Dieu pour quelques examens et un traitement adapté. Vous avez une très grosse bronchite.

– Je ne suis jamais allée à l'hôpital, ce n'est pas aujourd'hui que je vais commencer.

– Il y a longtemps que vous êtes là ?

– Depuis 1937.

L'histoire ne dit pas s'il s'agit d'une « ancienne ». Si c'est elle qui tenait la maison. Toujours est-il qu'elle vit dans un environnement un peu particulier. Il m'a fallu déplacer une dizaine de filles pour arriver jusqu'à elle. Chez Rose, c'est un tout autre univers. Celui de l'eau bénite et des crucifix.

L'hôpital, c'est non. Je me vois obligé de choisir des antibiotiques injectables, de la cortisone et de la Ventoline. Regardant dans mon sac, je m'aperçois que par négligence je n'ai plus d'antibiotiques. J'en informe Madame Rose, qui ne se démonte pas.

– Ce n'est pas grave, je vais demander à Lulu d'aller chercher les médicaments à la pharmacie.

Elle se lève, se dirige vers la deuxième porte du palier. Elle frappe.

– Oui ?

– Lulu, le docteur a besoin de médicaments. Il faudrait aller à la pharmacie.

– Bon. Attends.

Quelques minutes plus tard arrive une fille en peignoir. Je lui remets l'ordonnance et l'invite à se rendre à la pharmacie de garde du boulevard Sébastopol, ouverte tous les jours jusqu'à minuit. Lulu retourne dans son studio et, quittant sa tenue de travail, elle réapparaît quelques minutes plus tard habillée en civil.

Je propose à Madame Rose une dose de corticoïdes et deux bouffées de Ventoline. Pendant que Lulu court à la pharmacie, j'interroge un peu Madame Rose. J'apprends qu'elle vit là avec les filles. Elle s'occupe des filles et les filles s'occupent d'elle.

– Et toutes ces fleurs ? C'est magnifique.

– Les filles. Tout vient d'elles.

Un sanctuaire au milieu du turbin. Confidente ou « ancienne », je n'ai pas su quel était son statut. Toujours est-il que le contraste était saisissant, entre l'activité de la rue Saint-Denis et cette grotte. Les filles passaient souvent chez elle. Parler. Manger. Se reposer. Prier ? Que sais-je.

Lulu revenue avec les médicaments, je fais la première injection d'antibiotiques.

– Mais pour la suite, qui va s'occuper de vous ?

– Ne vous inquiétez pas, les filles sont là.

Assez rapidement, la Ventoline, la cortisone et les antibiotiques ayant fait leur travail, j'ai pu laisser Madame Rose chez elle, entourée de ses filles.

Jusqu'à aujourd'hui, le corps n'est pas près de se taire. Chacun s'exprime avec ce qu'il est, à sa place. Oui, je suis médecin, mais aussi un être humain, qui a chaud, qui a soif…

Opisthotonos

Mois de juillet très, très chaud, 22 heures. Appel pour une jeune femme qui fait un malaise. Elle serait crispée, son entourage est très inquiet.

Sur place, à la limite des XVIIIe et XIXe arrondissements, plusieurs personnes m'attendent. Je suis introduit dans une pièce d'un rez-de-chaussée au fond d'une cour. Ils sont sept qui entourent un corps allongé sur le sol, quasiment en opisthotonos[2]. Je ne

---

2 —. « Type de contraction tétanique qui prédomine au niveau des muscles extenseurs, avec renversement du corps et de la tête en arrière et extension des membres » (*Dictionnaire médical de l'Académie de médecine*).

croyais pas que la conversion hystérique telle que Charcot la décrivait puisse encore exister. Je comprends tout de suite que la situation n'est pas du tout classique, et pour moi évidemment inédite.

Très vite, l'enjeu est d'apprécier le degré d'urgence et sa nature. Je commence par demander qui est qui. On me dit que là, il y a sa mère, là sa sœur. Pas de père. Je demande aux autres personnes qui l'entourent de bien vouloir sortir. J'étouffe, dans cette pièce surchauffée, avec cette famille qui fait pression. J'ai soif. Une fois tout ce monde dehors, je demande de l'eau.

– Mais elle ne peut pas boire, elle est en train de mourir.

– Non. Ce n'est pas pour elle, c'est pour moi.

– Comment ça?

– J'ai soif.

On m'apporte à boire. J'avale tranquillement ce verre d'eau. Je pose quelques questions. J'apprends à cette occasion que cette jeune fille fréquente un garçon dans des conditions qui ne plaisent pas à sa famille. Je pousse le vice en demandant un deuxième verre. Réconforté par cette boisson bien fraîche, je propose que l'on transporte la jeune fille dans une autre pièce. Manque de chance, il faut monter plusieurs marches pour atteindre ce qui peut s'apparenter à une mezzanine. Mais à partir du moment où j'ai proposé quelque chose, dans la situation qui est la mienne, je me dois d'aller jusqu'au bout. Je demande à deux costauds qui attendent dans la cour de bien vouloir m'aider.

Une fois installée dans la chambre, j'examine la jeune fille. Ma première impression était la bonne. Rien d'organique derrière cette symptomatologie. Je décide de lui injecter une intramusculaire de Valium. Un geste radical devant marquer les esprits.

Je rejoins la mère et la sœur, toujours inquiètes, limite agressives.

– Qu'avez-vous fait ? Où en est-elle ?

– Ne vous inquiétez pas, je viens de lui faire une piqûre. Attendons trente minutes. Elle n'est pas en danger, elle va aller beaucoup mieux.

Seul avec la mère et la sœur, j'apprends qu'à la suite de l'histoire avec ce garçon, la jeune amoureuse a reçu un colis, qu'on me montre, dans lequel il y a un mouchoir. Sur ce mouchoir, il est écrit : « Aujourd'hui, Satan va rentrer dans ta maison. »

Le colis ouvert, le message lu, elle serait tombée à la renverse.

– Très bien, j'ai compris.

Après une bonne demi-heure, un troisième verre bienvenu, le Valium ayant fait son travail, la situation étant sous contrôle, j'ai pu leur redire qu'elle n'était pas en danger. J'ai salué tous les membres de cette communauté antillaise et j'ai continué ma garde de nuit.

Quelque temps plus tard, je raconte cette histoire à un ami, qui me demande :

– Qu'as-tu fait du mouchoir ? Tu l'as brûlé ?

Et moi de lui répondre :

– Non, chacun son boulot. Moi, je suis médecin. J'ai fait du Valium. Le reste, c'est pour le marabout.

Au cours de ces années d'urgences, j'ai été soumis à une pression constante. À des demandes et à des sentiments contradictoires. Refuser ? S'exécuter ? Un soir, j'ai pris quelques libertés avec ce qu'on me présentait comme une urgence.

Lumières sur la ville

Ce soir, je n'ai aucune envie de prendre ma garde aux Urgences médicales de Paris. Le plafond météo est bas, la chaleur étouffante. Le ciel lourd impose sa couleur à Paris, noire. Je descends la rue Soufflot quand soudain le ciel se déchire. Parisiens et touristes trempés, dans un même élan, cherchent une terrasse refuge. Deux étudiants africains, les bras ouverts, accueillent ce déluge qui lave brutalement l'atmosphère.

Bloqué dans ma voiture à l'angle du boulevard Saint-Michel, j'entends l'appel radio de mon régulateur.

– Rue Monsieur-le-Prince, une vieille dame qui casse tout. Tu y vas ?

– Je n'ai pas le choix, je suis presque sur place. Merci pour le cadeau !

Je m'engage rue Médicis. Le choc. Ce n'est pas le Sénat, bien en place derrière ses grilles, qui à cet instant me chavire, mais la lumière. Le ciel de Paris juste après la pluie. Une pluie violente, sauvage. Au-dessus du jardin du Luxembourg, la partie droite du ciel est encore couleur encre, la gauche bleue. Au milieu un soleil orange. Pas question de tourner rue de Vaugirard, c'est trop fort. Je gare ma voiture juste derrière le théâtre de l'Odéon et préviens le régulateur.

– Je descends, je vais voir la lumière, tu peux donner cet appel à un autre médecin.

– Tu plaisantes ?

– Non, pas du tout. Pour le coup, je suis très sérieux.

– Alors dépêche-toi, je n'ai pas d'autre médecin dans le secteur.

La pierre du palais devenue ocre, le soleil couchant prenait le dessus sur la masse nuageuse qui, quelques instants plus tôt, pesait jusque sur nos esprits. Rayon de feu dans l'axe du jardin. La sonnette d'un cycliste me rappelle que je me trouve au milieu de la chaussée.

– Voiture numéro 3, disponible, j'écoute.

– Ce n'est pas trop tôt, la fille de Madame T. t'attend toujours…

– Je suis sur place dans une minute.

À peine arrivé au bas de l'immeuble, une femme se précipite sur moi.

– C'est vous le docteur ? Vous seriez venu il y a dix minutes, vous auriez vu ce que vous auriez vu ! Ma mère cassait tout, je ne sais pas ce qui lui arrive.

Heureusement que je ne suis pas venu plus tôt, me dis-je. Nous montons au troisième étage. J'aperçois, au fond du grand salon, une toute petite grand-mère prostrée dans un fauteuil. Je m'approche et constate assez vite qu'elle est hors de danger. Tension et pouls sont sans particularité. Pas de problème respiratoire. Les yeux sont vifs, bleus. Le chignon défait. Dans une main des lunettes cassées. Visiblement, cette grand-mère décoiffe. Rassuré sur l'état physique de

Madame T., j'élargis mon champ d'investigation et commence à prendre la mesure de la tempête qui vient de secouer cette maison. Le repas du soir recouvre le tapis persan. Inutile d'espérer recoller les morceaux du vase chinois.

– Madame, que vous est-il arrivé ?

– Je ne sais pas, docteur, il paraît que j'étais agitée.

Le salon est inondé de lumière. Le soleil couchant, toujours lui. Je prends le bras de Madame T. Elle m'entraîne sur le balcon, gonfle ses poumons, ouvre ses mains puis ses bras, longuement, et soudain :

– Dieu que cette lumière est belle !

Et moi d'ajouter :

– Je suis bien d'accord avec vous.

Nous sommes restés là, elle et moi, en silence, jusqu'à ce qu'elle me dise :

– Je pense qu'il serait raisonnable que nous regagnions le salon. Qu'en dites-vous, docteur ?

La fille étant sidérée, je propose de l'aider à remettre un peu d'ordre dans la maison. Elle m'explique comment sa mère, d'ordinaire si calme, a commencé ce soir, juste avant l'orage, à pousser des cris, puis à s'agiter au point de renverser la table, les chaises, tout ce qui se trouvait à portée de main.

– Pas plus de deux minutes, docteur, mais l'horreur.

En ce soir de juillet, je me suis réjoui d'être intervenu avec retard. Ainsi j'étais à l'heure, non pas de l'agitation, mais de ce bain de lumière partagé avec Madame T. sur un balcon de la rue Monsieur-le-Prince.

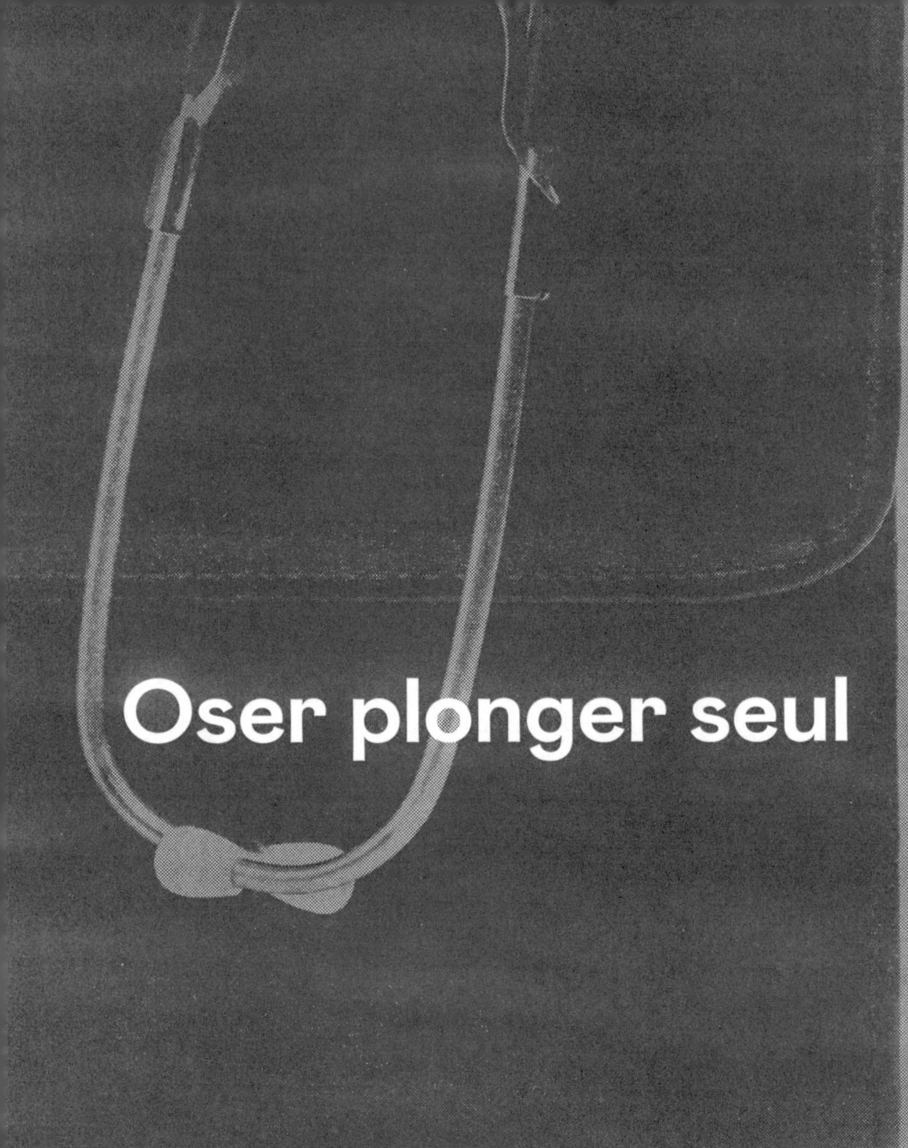

Oser plonger seul

Après deux ans et demi d'urgences médicales nuit et jour, je décide en 1985 de m'installer comme médecin généraliste dans le Ve arrondissement de Paris. Un médecin à la retraite me propose un local resté vide depuis des années. À l'époque, on ne manquait pas de praticiens… Il fallait trouver sa place. Saurais-je faire face aux charges du cabinet ? Me voilà seul. Tout est à inventer, à créer. Et pourtant je ne suis pas inquiet. L'un de mes frères m'aide à finir mon installation. Nous voilà vissant la plaque, en ce dernier samedi de septembre. La porte à peine refermée, le tournevis encore en main,

j'entends sonner à l'interphone. J'ouvre. Un homme se présente, le visage bouffi.
– Il y a un docteur, ici ?
– Oui, c'est moi. Mais je ne peux pas vous recevoir. Je ne commence que lundi.
Devant cet homme qui respirait difficilement, en proie à un œdème de Quincke, je n'ai pourtant pas le choix : je dois agir. Je sors de ma trousse un corticoïde injectable et un antihistaminique. Il faudra une bonne demi-heure pour qu'il retrouve son souffle et un visage présentable.
– Combien vous dois-je, docteur ?
– Rien. Vous ne pouvez pas me payer. Officiellement, lundi sera mon premier jour d'installation. D'ici là, je n'ai pas le droit de travailler.
Le hasard a fait que cet homme était un commerçant du quartier. Cet épisode contribua à me faire connaître rue Monge et alentour.

Ce 1er octobre 1985, je suis installé pour de vrai. Je patiente dans mon bureau, la salle d'attente est vide. Et voici que...

Les fées de la rue Monge

En ce lundi matin, une petite dame de la rue des Arènes se présente à la consultation, à la recherche d'un médecin traitant.

– Vous êtes jeune. Cela devrait aller. Voyez-vous, je suis fidèle, mais avec l'âge, j'enterre tous mes médecins.

– Madame, si vous enterrez tous vos médecins, permettez-moi de réfléchir avant de…

– Ne vous inquiétez pas, vous me semblez en forme. Tout devrait bien se passer.

Femme aussi fantaisiste que forte de caractère, elle me dit, à la fin de la consultation :

– Docteur, avec ma copine, on a du temps. Vous êtes nouvellement installé. Si vous voulez, on vient dans la salle d'attente et on dit aux gens qui se présenteront que vous êtes quelqu'un de formidable.

– Votre proposition est sérieuse ?

– Oui, oui. Ma vieille amie et moi, nous serons là, avec notre tricot.

Je ne sais pas ce qui m'a pris. Emporté par son enthousiasme, je n'ai pas su la dissuader. Elles sont venues, régulièrement. Et je dois l'avouer, j'avais là deux ambassadrices qui n'ont pas ménagé leurs efforts pour m'aider à démarrer.

Je m'étais dit que, le premier mois, il fallait que je voie une personne par jour, puis deux par jour le deuxième mois, et ainsi de suite. Le troisième mois, je dépassais les objectifs.

Fidèles en effet, chaque après-midi, elles animaient la salle d'attente et ne manquaient de parler de moi chez le boulanger, le boucher, ou à l'occasion d'une séance crochet dans la boutique Phildar.

Quelques semaines plus tard, sans sommation, elles ont décidé que c'était bien comme ça.

– Docteur, je crois que vous n'avez plus besoin de nous. Vous êtes lancé.

Ma salle d'attente se remplissait. Mes deux fées sont allées butiner ailleurs.

Lancé, je l'étais, mais dans un tout autre bain. Urgentiste, mes interventions restaient ponctuelles. Comme médecin généraliste, je me suis trouvé plongé pour plus de trente ans dans la vie des familles. Gérer sur des décennies les symptômes et la place de chacun, cela représente une autre forme d'engagement.

Vous croyez qu'il y a un rapport ?

Tout jeune médecin. Cette famille me payait mon loyer. Lundi, angine de la cadette. Mardi, otite de l'aînée. Mercredi, crise de tétanie du père. Jeudi, angoisse de la mère. Et on recommence. Visite, visite, visite. Il n'était question que d'antibiotiques, antalgiques, anxiolytiques. J'essayais bien de proposer une interrogation sur les raisons de ces pathologies récurrentes. Non, non, non. Il fallait un antibiotique tout de suite, du calcium tout de suite, du Doliprane tout de suite, du Lexomil tout de suite. Face à la demande d'un traitement qui devait « guérir » sans attendre, et vu ma faible expérience, je me suis laissé entraîner dans cette médecine symptomatique. Et puis un jour, la mère me déclare :

– Je n'en peux plus de ces maladies à répétition, ça m'angoisse. Je voudrais comprendre ce qui se passe. J'ai peur pour mes enfants. Ce n'est plus possible. Vous venez toutes les semaines. Nous sommes toujours malades. Comment faire ?

Arrive enfin ce moment où elle peut entendre que l'on pourrait faire autrement. Devant cette ouverture, je lui propose de rencontrer le psychiatre-psychanalyste qui à l'époque est installé dans le même local que moi, rue Monge. Avec lui, elle pourrait exprimer ses inquiétudes.

Et, surprise, je n'entends plus parler d'elle. Plus de lundi, plus de mardi, plus de mercredi ni de jeudi. Je perds mon loyer. Toujours est-il que je ne les vois plus, sa famille et elle.

Quelques mois plus tard, elle m'appelle pour me

dire que ce qu'elle fait avec ce médecin, qu'elle voit toutes les semaines, ça ne sert à rien.

– Ah bon, ça ne sert à rien ? Sans doute avez-vous trouvé un nouveau généraliste dans votre quartier ?

– Un nouveau médecin dans notre quartier ? Pas du tout, notre médecin généraliste, c'est vous.

– Je ne comprends pas. Je venais en visite chez vous les lundis, mardis, mercredis, jeudis. Vous ne m'avez pas appelé depuis neuf mois.

– Ah oui, c'est vrai. Mais non, nous n'avons pas de nouveau généraliste. Avec votre collègue, ça ne sert à rien.

– Si ça ne sert à rien, il faut aller le lui dire. Je ne sais même pas ce que vous faites avec lui.

Et puis tout d'un coup, je la vois perplexe :

– Vous croyez qu'il y aurait un rapport entre le fait que j'aille le voir, lui, et plus vous…

– Je n'en sais rien, mais auparavant je venais chez vous lundi, mardi, mercredi, jeudi, et voilà que vous ne m'appelez plus. Allez donc dire à mon collègue que cela ne sert à rien.

Durant mes années de formation, j'ai appris la clinique et la thérapeutique. Aujourd'hui, on parle de troubles, de cases à cocher, d'échelles d'évaluation, de scores et de process. En moins d'un demi-siècle, la médecine a progressé comme jamais. Mais parfois, il faut faire face à des situations que la faculté ne pourra jamais nous enseigner.

Matelas ou Témesta ?

En ce lundi matin de mai, je termine une visite non loin de la Bastille quand le secrétariat me bipe pour une urgence rue de la Cerisaie, toute proche. Sur place rapidement, je trouve la gardienne, Madame Gomes, qui m'attend en bas de l'escalier.

– Madame M. ne va pas bien du tout, ce matin. Son fils serait hospitalisé depuis deux jours, elle est très inquiète.

Je suis déjà venu à plusieurs reprises chez cette femme qui vit dans le quartier depuis bientôt cinquante ans. Au deuxième étage, je pousse simplement la porte qu'elle a laissée entrouverte et m'introduis dans ce petit appartement de deux pièces que je connais bien.

Un buffet sur la gauche, une table et un poêle devant la cheminée remplissent l'entrée, qui est aussi la salle à manger et la pièce à vivre. Un peu plus loin, un évier et le coin cuisine-lavabo. Au fond, la fenêtre qui donne sur un charmant jardin, et à droite une alcôve avec le lit. Lit haut, avec de grands montants de bois, monumental. Impression renforcée par l'épaisseur du matelas, recouvert d'une épaisse couette en plume.

Au-dessus du lit, à égalité de hauteur et de dimension, sont accrochés la médaille du travail et un crucifix.

Médaille du travail récompensant les cinquante ans de labeur d'une couturière dans un atelier situé rue de Turenne, qui devait cesser son activité peu après que Madame M. eut pris sa retraite.

Crucifix supportant la palme des Rameaux de l'année.

Témoins et symboles d'une vie bien structurée. Et pourtant, aujourd'hui, Madame M. est au bord de la crise de nerfs. Elle ne tient pas en place et commence à tourner autour de l'unique fauteuil de la maison, levant les bras au ciel.

– Mon fils à l'hôpital, docteur… Qui va retourner mon matelas ?

– Retourner votre matelas ?

– Oui, tous les lundis matin, mon fils vient retourner mon matelas et secouer ma couette. Ce matin, il ne viendra pas, ce n'est pas possible.

Que faire avec cette femme qui, âgée de 87 ans, n'ayant rien perdu de sa vivacité, commence à crier et à tenir des propos inquiétants ? La fenêtre grande ouverte n'est pas là pour nous rassurer. L'hospitaliser, elle aussi ? Lui donner des gouttes de neuroleptique, ou bien un Témesta ? Tout ça pour un matelas…

L'agitation gagnant, la situation m'oblige à prendre une décision. Quelle est la véritable urgence ? Visiblement, l'urgence est dans le matelas. Il faut se rendre à l'évidence et se soumettre à la solution la plus raisonnable.

Nous voici, la gardienne et moi, à l'ouvrage. Il ne nous faudra pas moins de quinze minutes, avec les conseils précis de Madame M., pour que ce lundi soit presque un lundi comme les autres. Renseignements pris, le fils de Madame M. devrait être opérationnel lundi prochain.

Retourner un matelas ne s'apprend pas à la faculté de médecine. Heureusement, l'ange gardien de cet immeuble, Madame Gomes, m'a conduit à glisser du Témesta au matelas.

Répondre à la demande. Comment et pourquoi ? Je ne me plie pas toujours aux recommandations de la Haute Autorité de santé... Non seulement parce que la demande sort parfois de la norme, mais souvent aussi parce que là s'engage ma subjectivité, qui ne s'exerce pas toujours dans la direction la plus honorable ou la plus raisonnable.

Un si beau parti

Cette jeune fille, de très bonne famille, devait se marier prochainement. Elle se présente à la consultation avec sa mère. Son symptôme, qui jusque-là était bien toléré par le couple mère-fille, dans la perspective d'un si beau mariage devenait encombrant, pour ne pas dire menaçant.

Adorée par ses parents. Finissant brillamment des

études de droit. Pourvue d'une classe naturelle et d'un zeste de sexy, amoureuse et rayonnante, elle ne manquait pas de distraire les garçons qu'elle croisait dans la rue. Tout allait pour le mieux. Et pourtant, un symptôme particulier venait perturber cette vie pleine de promesses.

Car souvent, le soir, vers minuit, elle était prise de crises de pseudo-tétanie avec tachycardie, tremblements, respiration superficielle, ce qui l'amenait à retourner dans la chambre de ses parents. Et là, dans les bras de sa mère, au bout de quelque temps, tout rentrait dans l'ordre. Elle rejoignait ensuite sa chambre et son lit, l'ensemble de la maisonnée pouvant après ce rituel s'abandonner aux bras de Morphée. Mais dans l'optique d'un si beau mariage, il était impossible que cette situation puisse perdurer.

– Enfin, docteur, vous vous rendez compte. Ce n'est pas possible. Il faut faire quelque chose. Trouver une solution. Ce garçon est charmant. Il a toutes les qualités. Il serait dommage que…

– Nous avons déjà essayé le magnésium, les anxiolytiques, le repos à la campagne. Les différents examens pratiqués ont toujours été normaux. Jusqu'ici, avec votre fille, vous gériez bien cette situation particulière.

– Oui, mais là, docteur, elle doit se marier.

J'étais très jeune médecin. Je ne pouvais pas me permettre d'accepter de ne rien pouvoir faire. J'étais encore, consciemment ou pas, dans le « Si je ne fais rien ou si je n'y arrive pas, c'est que je ne suis pas un bon médecin ». Est-ce pour répondre à cette injonction ? Est-ce par une espèce de volonté de toute-puissance, ou par jeu ? Aujourd'hui je ne saurais vraiment le dire. Toujours est-il qu'il m'est venu une idée de prescription peu conventionnelle. Une idée dont je ne suis pas fier.

– Quelle est la date du mariage ?

– Le 25 juin.

– Très bien. Quel jour sommes-nous ? Le 14 mars. Il nous reste quand même un peu de temps. Je vous propose la chose suivante.

Et je tends mon ordonnance à la jeune fille :

Faire pratiquer par infirmière à domicile, pendant 3 semaines, les lundis, mercredis et vendredis, une injection lente d'une ampoule de calcium, à 9 h 45 et 19 h 45 précises. Rester allongée 30 min après les injections.

– Ensuite, on se revoit.

Vingt jours plus tard, à ma consultation.

– Docteur, juste trois crises, mais beaucoup moins fortes.

– Nous sommes sur la bonne voie. Pour assurer la sédation du symptôme, je vous propose de continuer le même traitement, mais à des heures différentes. Pour être au plus près de votre physiologie. Donc, même traitement, mais à 9 h 15 et 19 h 15 précises. Revoyons-nous dans un mois.

Un mois plus tard. Pratiquement plus de crises. Je n'ai pas eu de contact avec la pharmacienne. Elle aurait délivré les produits sans réagir. Je ne sais pas ce qu'elle en a pensé. Prescription rare, pour ne pas dire loufoque…

Mi-mai, la situation est quasi miraculeuse. Une toute petite crise. La jeune fille n'a pas éprouvé le besoin de rejoindre sa mère en pleine nuit.

– Je vous propose, pour consolider l'amélioration, les 2, 12 et 22 juin, de renouveler une dernière fois les injections, et, si vous voulez bien, de m'expédier une petite carte de Grèce, lors de votre voyage de noces.

Début juillet, je reçois une carte de Grèce : « Tout va bien. La Grèce est magnifique. Je ne vous parle pas de mon mari. Il est magique. »

Je n'ai plus entendu parler de cette jeune femme ni de sa mère pendant un an. Silence qui comme toujours leur appartient.

Un an plus tard, à ma consultation :

– Voilà, docteur. Je n'ai plus eu de crise depuis un an. Alors qu'avec mon mari, nous habitons assez loin des parents, j'ai changé de travail le mois dernier, et le hasard fait que ce nouveau travail se trouve tout près de la maison de maman. Je ne sais pas ce qui m'arrive, les crises recommencent… Un peu différentes, mais quand même.

Que faire ? Le symptôme revient au galop.

Je sens bien que le miracle, en la circonstance, n'est pas éternel. La prescription persuasion a ses limites, nous y sommes.

– Je ne crois pas pouvoir vous donner la même ordonnance.

– Mais pourquoi, docteur ? Ça a marché !

– À dire vrai, je ne sais pas vraiment comment et pourquoi cette ordonnance a été si efficace chez vous.

– Que voulez-vous dire, docteur ?

– Je crois qu'en ce qui concerne ma prescription elle a fait tout ce qu'elle pouvait faire.

– Comment cela ?

– Il va falloir trouver autre chose.

– Vous voulez parler d'un psy ?

Quand engagement politique et affects se mêlent, l'explosion n'est pas loin. Mais le pire n'est jamais sûr. Même lorsque je reçois, comme ce jour-là, un appel inquiétant.

Le compagnon de Léon

Un vieux trotskiste. Figure marquante du mouvement. Au soir d'une vie que l'amitié, l'amour, l'engagement politique ont toujours animée, il avait atterri dans une résidence du quartier. Une pièce unique, un lit, une table, une chaise, quelques livres et la presse internationale. Il gardait une grande admiration pour *Léon*, malgré les périodes d'affrontements, les ruptures suivies de réconciliations, les rendez-vous manqués.

Un jour, il m'appelle, m'annonçant que dans sa tête « ça a explosé ». Malgré un état de choc émotionnel perceptible au son de sa voix, il s'exprime correctement, et rien ne laisse penser en l'interrogeant au téléphone qu'il puisse être en danger physiquement ou victime d'un accident vasculaire cérébral. Je lui propose de venir le voir à son domicile après mes consultations.

Ce soir-là, chez lui, sa tension est normale. L'examen clinique est sans particularité.

– Dites-moi, qu'est-ce qui vous arrive ?

– Je vous l'ai dit. Ça a explosé. Dans ma tête. Ça a explosé.

– Qu'est-ce que c'est que cette histoire ?

– Regardez, regardez !

Et il me montre une page d'une biographie de Trotski.

– Et alors ?

– Regardez, docteur.

– Qu'est-ce que je dois voir ?

– La manière dont il parle des femmes !

– En effet, ce n'est pas très élégant.

– Vous vous rendez compte, cet homme pour lequel je me suis engagé ? Oui, c'est vrai, ça n'a pas toujours été facile. Nous nous sommes affrontés. Vous savez jusqu'où la passion politique peut nous mener. Mais là, vous voyez comment il parle des femmes ?

– Oui, et alors ?

– Ce n'est pas possible. Je vous le dis. Ça a explosé, dans ma tête.

Totalement défait. À cet instant, c'était la fin du monde. La statue de Trotski s'effondrait.

Désarmé face au vertige émotionnel dans lequel il est emporté, je lui propose de revenir le lendemain pour faire le point sur la situation. Tentant de le rassurer sur le fait que rien de grave ne peut lui arriver.

– Oui, mais dans ma tête, ça a explosé. Vous ne vous rendez pas compte ?

– C'est vrai. Je ne me rends pas bien compte.

Je reviens le lendemain. L'explosion n'avait duré qu'un temps. Nous étions en novembre 1986, Jacques Chirac étant Premier ministre, les étudiants défilaient en très grand nombre contre le projet de loi Devaquet, qui prévoyait une sélection pour entrer à l'université. Alors, notre éternel militant s'agitait.

– J'ai des nouvelles de l'Est, ça bouge en URSS. Ici, à Paris, les jeunes sont dans la rue. Il y a des milliers et des milliers d'étudiants qui se lèvent ! Parmi eux, de nombreux trotskistes. C'est bon.

– Alors tout va bien. Et votre tête ?

– Très bien. C'est bon, docteur. C'est reparti.

Face à la mort, il m'arrive d'être confronté à des situations étonnantes et déstabilisantes. Où comment d'une vérité énoncée va jaillir toute la complexité du sujet. L'une croit, l'autre pas... Qui sait ?

Les chocolats

– C'est de votre faute, à vous les médecins, si je suis vivante... Moi qui suis si croyante, je serais bien mieux au Ciel que sur cette terre, à mon âge.

Ce sont les premiers mots que cette femme m'adresse, à moi, son médecin traitant venu la voir chez elle alors qu'elle sort de l'hôpital.

– Madame, les médecins ont fait leur travail, rien de plus. Si vous êtes vivante, et bien vivante, c'est que vous l'avez voulu. Résister à un infarctus avec œdème pulmonaire et dix jours de réanimation à 90 ans, il faut le faire... Vous avez dû lutter pour vivre, vous auriez pu vous laisser mourir. Puisque vous me dites être si croyante, peut-être devriez-vous vous adresser directement à Celui dont vous dites qu'Il vous attend. Chacun à sa place !

– Vous croyez qu'on peut s'adresser à Lui ainsi, docteur ?

– Je ne sais pas. C'est votre croyance et votre virulence à l'égard du corps médical qui m'autorisent à vous dire cela.

Après avoir vérifié sa tension et son rythme cardiaque, je lui confirme simplement la nouvelle prescription hospitalière et la salue.

Le hasard de ma tournée me conduit chez une autre femme, âgée elle aussi. Elle sait ses jours comptés, faisant face à un cancer arrivé à la phase dite terminale. Lors de ma précédente visite, elle m'a confié sa tristesse de devoir partir, tout en mobilisant ses forces pour tenter de vivre encore un peu. Elle, au contraire, s'est toujours présentée comme très anticléricale.

– Il n'y a rien après, docteur, alors je m'accroche.

– Je comprends, je comprends !

– Prenez un chocolat dans la boîte, docteur.

Comme à chaque visite, je choisis un excellent chocolat. C'était devenu une habitude, un rituel.

Elle me rappelle dès le lendemain matin, décrivant une gêne respiratoire. Je la trouve très angoissée. Mais la situation clinique n'est pas plus préoccupante que la veille. Je m'assieds auprès de son lit.

– Docteur, j'ai peur.

– Peur… Mais de quoi avez-vous peur ?

– J'ai peur pour après, docteur.

– Vous m'avez dit hier qu'après, il n'y avait rien, alors pourquoi avoir peur ?

– Oui, docteur, mais le passage, le passage…

Après un long temps de silence partagé :

– N'oubliez pas votre chocolat, docteur, et si vous le pouvez, j'aimerais vous voir demain.

Le lendemain, c'est sa fille qui m'ouvre la porte et me conduit auprès de sa mère, beaucoup plus faible que la veille, mais toujours très présente.

– Comment vous sentez-vous, ce matin ?

– Ma fille me prépare tous les matins mes médicaments. Je les prends. Je suis très fatiguée. Je ne sais plus bien où je vais. Catherine, tu n'as pas oublié l'hostie que le docteur a dit de mettre sur mon cœur?

– L'hostie que j'ai dit de mettre sur votre cœur? Mais de quelle hostie voulez-vous parler? Vous m'avez dit une fois, avec force, que vous ne croyiez pas à ces «affaires de curés». D'où sortez-vous cette histoire d'hostie?

– Vous savez, docteur, le petit rond que vous avez ordonné de coller sur ma poitrine, pour mon cœur.

– Ah, vous voulez parler du patch de Trinitrine.

– Oui, c'est cela, c'est cela, si vous voulez, docteur.

Je reste sur ce «si vous voulez, docteur». Une parole venue d'où? Je choisis de n'en pas dire plus. Restant face au mystère des mots prononcés.

Le lendemain matin, nouvelle visite. Respiration courte, cœur irrégulier, un tout petit reste d'énergie. Esquisse d'un sourire, malgré les forces du départ, qui prennent le dessus sur le désir de vivre. Un contact téléphonique est prévu pour la fin de journée.

Comme promis, je rappelle à la fin de mes consultations, vers 21 heures. Sa fille répond:

– Docteur, elle n'est plus. Après votre passage ce

matin, elle n'a plus répondu. Toute la journée, elle est restée calme. Il y a quelques minutes, son cœur s'est arrêté.

Un quart d'heure plus tard, je suis sur place. Temps de l'émotion, du recueillement. Puis du récit d'une journée, d'un parcours, d'une vie.

Et arrive l'heure de rentrer chez moi.

– Docteur, prenez un chocolat dans la boîte, ma mère était si heureuse de voir avec quel plaisir vous les mangiez…

Je me penche, je prends un chocolat. C'est le dernier. La boîte est vide.

Mes journées de médecin généraliste se suivent et ne se ressemblent pas. Ce jour-là, le danger s'invite au programme. Que faire ?

Ça va mal se passer !

Un homme avec son attaché-case, costume trois pièces, cravate parfaite, visiblement *speed*, debout dans la salle d'attente.

– Je vais au travail, je ne vais pas bien, je veux vous voir.

– Entrez.

– Voilà. Je suis en train de décrocher. J'ai besoin de Palfium. Il me faut une ordonnance juste pour décrocher.

– Écoutez, monsieur… Je comprends votre difficulté, mais je ne peux vous donner d'opiacés. Je ne vous rendrais pas service en vous en prescrivant.

– Juste pour décrocher.

– De toute façon, je n'ai pas mon carnet à souche.

À l'époque, les opiacés, les morphiniques se prescrivaient sur un ordonnancier particulier dit « carnet à souche[3] ».

– La pharmacienne en bas vous connaît, vous n'avez qu'à descendre, vous donnerez votre carnet plus tard. Moi, je ne peux pas rester comme ça. Je vais crever. Il faut que j'aille travailler.

– Monsieur, je crois que notre conversation s'arrête là. Voici une ordonnance de Viscéralgine et de codéine. Je ne peux pas faire plus.

En ce temps-là, il n'y avait pas de traitement de substitution. Aujourd'hui, le Subutex ou la méthadone peuvent être prescrits, dans le cadre d'un suivi personnalisé en réseau.

– Vous allez me laisser crever comme une bête ? Vous êtes le cinquième médecin que je vois

---

3 —. Carnet dont les feuillets sont en parties détachables, d'usage pour les pharmaciens et les médecins, permettant de suivre le contrôle des substances et médicaments classés comme stupéfiants.

aujourd'hui. Je n'en verrai pas six. C'est tout de suite, ou ça va mal se passer ! Vous allez à la pharmacie.

– Écoutez, monsieur, j'ai ma consultation, je ne vais pas aller à la pharmacie maintenant.

La tension monte. Il commence à s'énerver. Et sort un flingue. Je suis incapable de savoir si c'est un vrai ou un faux. Toujours est-il que je suis face à quelqu'un qui me braque avec un revolver.

– C'est dangereux, ce que vous faites.

Comment en sortir ?

Aller à la pharmacie.

Je lui propose de l'accompagner. Pour cela, je lui dis de me précéder pour passer la porte d'entrée, espérant pouvoir la refermer brutalement derrière lui et ainsi faire disjonction. Moi dans le couloir, lui sur le palier. Il a dû rapidement deviner le manège.

– Non, vous passez devant.

Crier pour appeler mon collègue psychiatre qui est dans la pièce d'à côté ? C'est risqué. Avec son pistolet, comment va-t-il réagir ? Que faire ?

Une idée.

– Je crois que j'ai quelque chose à vous proposer dans mon tiroir.

Je sens qu'il se relâche tout de suite un peu.

Nous retournons dans mon bureau. Je sors une gélule de forte dose de morphine à action rapide, immédiatement je la lui colle sous la langue. Très vite, il est plus calme. Il remet son flingue dans son attaché-case.

– Monsieur, je crois que c'est assez pour aujourd'hui. Vous pouvez partir.

Il est parti en courant. Moi, j'avais sauvé la mise. Je ne le connaissais pas. Je ne l'ai jamais revu.

La consultation suivante était simple. Une petite fille et sa mère, pour une angine. Sans transition. Je n'ai pas voulu faire de break. Je pensais en parler avec mon collègue psychiatre, Philippe. Il était parti sans s'être rendu compte de rien, ayant fini ses rendez-vous.

Le lendemain, nous nous retrouvons, au cabinet.

– Bruno, tu sais à quoi j'ai rêvé, cette nuit?

– Non?

– J'ai rêvé que tu te prenais une balle dans la peau. Tu étais par terre, dans ton sang. Je n'arrivais pas à appeler le SAMU.

– Tu te fous de moi ou quoi?

– Non, pourquoi?

« Il n'y a pas d'âge pour aimer. »
Certain·es patient·es me demandent des conseils, posent des questions intimes. Serions-nous, nous médecins, les mieux placés pour y répondre ?

À 89 ans, la tension monte

Lundi matin, 11 h 30, appel d'un médecin à la retraite, voisin d'une de mes patientes, me prévenant que sa tension artérielle est montée à plus de 20, ce qui est beaucoup. Je décide de me rendre rapidement auprès d'elle.

Sur place, en effet, 20/10. Je lui donne un Loxen. J'attends que la tension baisse un peu et propose de revenir contrôler en fin de journée.

Le soir, 16/8. Rendez-vous est pris pour le lendemain.

Mardi matin, la situation est stabilisée. Je prévois une dernière visite jeudi pour boucler le dossier.

Jeudi matin, je trouve cette femme bien vive.

– Comment allez-vous, ce matin ?

– Pas bien du tout, ni physiquement ni psychiquement.

Ses propos contrastent avec une apparente énergie.

– Pas bien ce matin ? Votre tension est excellente. Continuez votre traitement et tout devrait bien se passer.

– Oui, docteur, mais voilà, il faut que je vous dise… Je suis toute bouleversée. Voyez-vous, j'ai pris un amant ! À 89 ans, vous croyez que c'est normal de prendre un amant ?

– Je ne peux répondre à votre question. Mais je peux dire que vous me semblez bien.

– Oui, mais quand même, à 89 ans, un amant… Je suis écartelée entre mon éducation et les actes que je pose – actes qui, je dois le dire, me font du bien. Qu'en pensez-vous, docteur ?

– Encore une fois, je ne suis pas là pour vous dire ce que j'en pense mais ce que je vois. Je vois que votre tension aujourd'hui est normale et que vous n'êtes pas en danger.

– Alors, docteur, vous me donnez l'absolution ?

– L'absolution ? Mais comment le pourrais-je ? D'abord, je ne suis pas curé, et encore faudrait-il qu'il y ait eu péché !

– Oui, mais à 89 ans, docteur… Pourtant, vous semblez dire que vous me comprenez. Voyez-vous, docteur, je préfère m'adresser à vous, qui êtes médecin, vous qui connaissez la vie des gens, plutôt qu'à un confesseur qui verrait tout cela à travers le filtre de ses présupposés.

Nous convenons de nous revoir avec le bilan sanguin, qui est prévu de longue date.

En partant, juste avant de fermer la porte, j'aperçois Madame M. qui esquisse un pas de danse dans le couloir avant de rejoindre son salon.

Classer quelqu'un dans une catégorie à partir de deux ou trois éléments d'information est une tendance des mieux partagée. Alors qu'un simple regard furtif dans sa chambre à coucher m'a permis de savoir qui était vraiment cette personne que je croyais connaître depuis tant d'années. L'essentiel tient parfois à un détail. C'est bien là l'essentiel.

Une femme en retrait

Une autre vieille dame. Toute petite, un mètre cinquante. Il est vrai que l'ostéoporose avait fait son travail, mais elle n'avait jamais été très grande. J'étais également le médecin traitant de son mari, que j'avais visité à l'ancien hôpital militaire Percy, à Clamart, à la toute fin de sa vie. Polytechnicien de formation, il avait mené une brillante carrière de haut fonctionnaire. Un grand serviteur de l'État, au sens le plus noble du terme.

Cette femme s'était toujours présentée, ou plutôt je l'avais perçue comme vivant en retrait. Suivant son mari, attentive à ses besoins. Il est vrai que j'avais fait leur connaissance alors qu'il était très malade et que son état de santé occupait le devant de la scène.

Quelques années après la mort de son mari, sur une étagère de sa chambre, un petit objet a attiré mon attention. Une médaille.

J'ai découvert que c'est cette femme qu'elle honorait. Madame T. était titulaire de la médaille de la Résistance française.

Je lui demande :

– Qu'est-ce que c'est que cette histoire de résistance ?

– Oh, vous savez… J'étais cheftaine de louvettes et élève infirmière, à l'époque. Nous étions en Corrèze, et un jour mon frère me dit : « Je pars. Je ne suis pas sûr de te revoir. Je pars. – Mais où pars-tu ? Pourquoi pourrais-je ne plus te voir ? – Je ne peux rien dire. – Comment ça ? – Je pars. – Mais qu'est-ce que tu racontes là ? Où vas-tu ? – Je prends le maquis. – C'est quoi, *le maquis* ? – Je ne peux rien te dire. »

Puis elle ajoute :

– Vous comprenez, docteur, je ne pouvais pas laisser partir mon frère. Je ne savais pas ce qu'était le maquis. Je ne savais pas où il allait. Mais j'ai suivi la voie de mon frère. C'est ainsi que tout a commencé. Comme j'étais élève infirmière, j'ai été embarquée dans les réseaux, et puis voilà. C'est aussi simple que ça.

À l'écoute de certains patients, il m'arrive d'être touché au cœur, sans pouvoir mettre de mots sur les raisons de ce trouble.

La chair de poule

Cet homme de 40 ans, metteur en scène, vient me consulter.

– Depuis trois semaines, j'ai des impressions de frissons dans les jambes, dans le dos, la chair de poule. Gros stress professionnel depuis deux mois. En marchant, ça va beaucoup mieux. J'ai besoin de me couper de mes sensations, de mes émotions. La colère est là, à l'intérieur. Je buvais un peu trop, j'ai arrêté tout alcool. Je suis plutôt mieux. Mais ces impressions de tremblement qui travaillent mon corps…

Il me dit que, ayant travaillé pour une association s'occupant de personnes en difficulté, gens de la rue, à l'occasion d'un important projet, il leur a permis de s'exprimer sur scène à travers de grands textes classiques, et combien il a été frappé par leurs talents d'acteurs aussi bien que par leurs incroyables qualités humaines. Leur présence rare. Et voici qu'il en était bouleversé.

Je l'examine à la recherche de signes neurologiques qui pourraient orienter vers une improbable organicité. Comme je pouvais m'y attendre, aucun élément clinique ne me permet d'évoquer une pathologie organique. Je lui propose un bilan biologique pour étayer ma première impression. On pourrait aller jusqu'à un électromyogramme. Mais ces frissons dans les jambes, dans le dos, partout ? Cette chair de poule, cette colère ?

Il a beau dire vouloir se couper de ses sensations, de ses émotions, rien n'y fait. C'est là, c'est toujours là. Que proposer ? Que dire ? Que faire ? Continuer à écouter et à entendre la position d'un homme qui ne comprend pas ce qui lui arrive et qui m'explique ne pas supporter que ce travail de création théâtrale entrepris avec des personnes en difficulté, si important pour lui, puisse être remis en cause pour des questions de politique interne au sein de l'association qui portait le projet ? Ces hommes et ces femmes cabossés, perdus pour la société de consommation, restés sur le bord du chemin, résonnent, raconte-t-il, avec les grands textes. C'est immédiat. Ils lisent le texte tel qu'il est, comme si cette littérature rejoignait leur vérité.

Et il ajoute :

– Tous ces gens m'ont donné quelque chose d'essentiel, et *ça*, c'est insupportable.

Qu'est-ce qui m'arrive ? Voilà que moi aussi j'ai la chair de poule.

Supporter, jusqu'à quand, jusqu'où ? Qui ordonne, dans cette histoire ? Jeune médecin, je ne savais pas toujours dire non. J'ai dû apprendre à poser des limites. Parfois, c'est l'intolérable qui vint à ma rescousse.

Sous dictée

Une ex-enseignante, à la retraite depuis de nombreuses années. Elle sait beaucoup de choses, énormément de choses. Finalement, elle sait tout.

Connaissant parfaitement sa pathologie, elle se présentait à la consultation avec des ordonnances qu'elle avait tapées elle-même sur une vieille machine à écrire, à boule et à ruban. J'étais prié de transformer ce papier jauni en ordre de délivrance de médicaments pour la pharmacie voisine. Comment en étais-je arrivé à ce niveau de soumission ? C'était au siècle dernier. J'étais encore jeune médecin. Je ne voulais pas la contrarier, ses ordonnances n'étaient pas toujours stupides. Et je n'avais pas à les faire. Car l'ordinateur, à l'époque, n'était pas encore entré dans nos cabinets. Cela m'évitait d'écrire. Tout était prêt, je n'avais plus qu'à mettre mon tampon.

Sauf qu'à certains moments, des associations de médicaments étaient incompatibles. Je ne pouvais pas me permettre de valider ce brouillon. Ma responsabilité était en jeu, le pharmacien m'aurait appelé. Je me suis vu lui dire que ce n'était plus possible. Elle commença à montrer son agacement de ne plus être maître à bord. Elle, elle savait. Comment pouvais-je m'opposer à ses connaissances ? Quant au grand spécialiste qui la suivait depuis tant d'années, lui, il était à l'écoute et ne faisait pas tant d'histoires.

Un jour, je lui ai dit non.

– Je ne ferai pas votre ordonnance dans ces conditions.

– Comment, vous ne ferez pas mon ordonnance ?

– Je ne la ferai pas. Je ne veux pas la faire.

– Mais pourquoi ?

– Parce que ce n'est pas correct.

– Mais vous l'avez toujours fait.

– Oui, mais là ce n'est pas possible. Il y a sur cette ordonnance deux médicaments qui sont incompatibles. Je ne tamponnerai pas votre brouillon.

De longue date, je ne pouvais plus la supporter. Je me demandais comment faire pour qu'elle ne revienne plus. Se séparer d'un patient, le mettre à la porte, c'est tout un travail.

Et voici qu'elle sort cette phrase extraordinaire :

– Comment ? À moi, une ancienne enseignante, professeure de lycée, vous, vous me refusez quelque chose, alors que vous venez de passer une demi-heure avec une concierge portugaise ?

Je suis sauvé.

– Madame, je ne savais pas comment faire. J'avais encore des scrupules pour vous mettre dehors. Mais à l'instant, merci beaucoup, vous m'aidez. Vos propos sont aussi insupportables qu'explicites. Voyez-vous, cette porte, elle est ouverte. Maintenant, c'est dehors.

– Comment cela ? Je vais aller dire dans la rue Monge et alentour ce que vous êtes en train de faire !

– Mais, madame, ne vous contentez pas de le dire. Allez le crier.

Je ne l'ai plus jamais revue.

Parfois les patients sont pleins de bonnes intentions, jusqu'à faire preuve de sollicitude... Et si j'avais le dernier mot ?

Docteur, prenez soin de vous

Aujourd'hui, à la consultation du matin, une patiente, apercevant les arbres des arènes de Lutèce qui se trouvent juste derrière moi, côté rue de Navarre, florissants et généreux en ces jours d'un printemps plein de promesses, me dit :

– Mais enfin, docteur, pourquoi vous mettez-vous dos à la fenêtre et ne profitez-vous pas de cette vue magnifique, de cette verdure ?

– Regardez, j'ai en face de moi un miroir, je peux les voir.

– Oui, mais ce n'est pas pareil. Franchement, ce n'est pas raisonnable. Cela pourrait changer votre vie. Mettez le bureau de travers. Pensez à vous, docteur.

– Vous savez, quand on vient chez le médecin, on peut être inquiet, préoccupé, angoissé. Cette disposition permet au patient qui se trouve face à la nature d'être rassuré, apaisé. Et puis aussi, en présence de la verdure, il peut lui arriver d'oublier la moitié des choses pour lesquelles il a poussé la porte de mon cabinet. Éventuellement, je m'allège des fardeaux que j'aurais dû porter avec lui. Ainsi, dans ces conditions, je ne m'oublie pas.

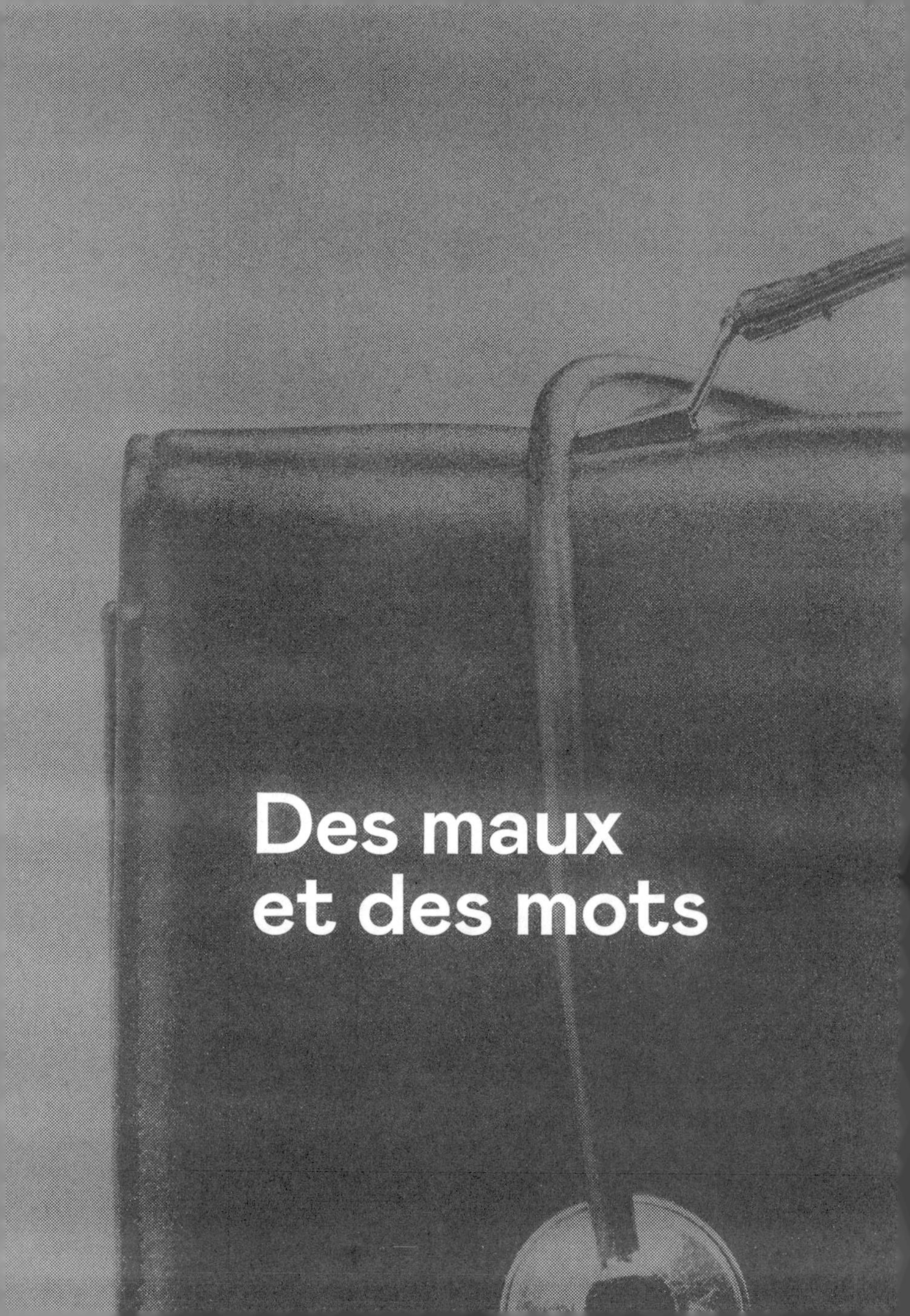

Des maux
et des mots

Si le corps parle par des maux, il nous faut tenter de mettre des mots sur ce qui nous arrive. Ces mots qui nous traversent, qui nous font advenir.
Dans ma pratique, le lien très ténu entre ces deux termes n'a pas manqué de se manifester. « Docteur, j'ai mal, ça ne va pas. Je ne comprends pas ce qui m'arrive. » Au quotidien, je suis confronté à des êtres humains en souffrance. Mais aussi vivant des situations de bonheur et de joie. À chaque consultation, des phrases, un sourire, un silence. Autant de fils sur lesquels tirer peut permettre ou pas d'entrer en communication.

Faudrait-il se taire pour ne pas risquer de heurter ? L'expérience m'a prouvé que laisser échapper des mots n'est pas sans conséquence. Même si je sais qu'un médecin doit faire attention à ce qu'il dit, je ne parviens pas toujours à me taire. Je suis incorrigible.

La première place

Une femme de 42 ans, mère de trois enfants, qui se dit fatiguée par un « parcours du combattant », la course au quatrième enfant. Projet contrarié par trois fausses couches coup sur coup. Elle se présente à ma consultation épuisée, physiquement et psychiquement. Je l'écoute, je l'examine et lui propose un bilan sanguin pour faire le point.

Quelques jours plus tard, j'ouvre la porte de la salle d'attente. Il n'y a que deux personnes, elle et un personnage haut en couleur : une femme joviale, qui a ses habitudes dans le quartier. Jussieu, Cardinal-Lemoine et pour finir place Monge, elle anime les comptoirs des bars aux différentes heures de la journée. Il est 10 heures du matin, elle est encore claire, mais leur conversation est animée.

– C'est à vous, madame, dit la mère de famille.

– Non, c'est à vous, vous étiez avant moi.

– Non, j'en suis sûre, c'est à vous.

– Allez-y, j'ai le temps... Si, si, je vous le dis, ma petite. Allez, allez...

Je propose à la jeune mère de famille de me suivre. Elle entre dans la pièce de consultation. Je ne sais ce qui me prend, à peine ai-je fermé la porte, je lui dis :

– Dites-moi, je vais peut-être vous taquiner un petit peu, mais qu'est-ce que c'est que cette histoire de ne pas vouloir prendre la première place ?

Elle s'assied sur le premier fauteuil, celui de droite, et s'effondre en larmes. Je me trouve en difficulté devant cette femme bouleversée par une parole apparemment anodine. Venue d'où, d'ailleurs ?

J'ai toujours des mouchoirs à portée de main. Sous ce siège, je devrais mettre une bassine. On y pleure bien souvent. Je lui en tends donc un. Comme ils sont assez fins, je lui en donne un deuxième, puis un troisième, en rythme.

Long silence, et soudain :

– Trois. Mes trois enfants. Stop. C'est décidé. J'arrête. Je vais téléphoner aux médecins de l'hôpital pour leur dire que j'arrête toutes ces tentatives. Trop, c'est trop.

À nouveau, long silence. Je la rassure sur la normalité de ses analyses. Elle se lève. Ne sachant trop quoi penser de cette consultation, je lui propose de me tenir au courant de la suite. Elle prend congé, elle semble soulagée.

Quinze jours plus tard, c'est une tout autre histoire. D'emblée, elle décrit une notion d'oppression, de resserrement au niveau de l'estomac. Elle se plaint de secousses musculaires diffuses, de tremblements, de picotements sur la peau, associés à des sensations de décharges électriques dans tout le corps. Elle est allée sur Internet, et la voilà persuadée d'être atteinte de la maladie de Charcot.

Je l'examine. Cliniquement, rien de notable. J'essaie de lui dire que je n'ai aucun argument pour penser à un tel diagnostic. Rien n'y fait. L'angoisse envahissante emporte tout. Je lui propose de consulter un neurologue pour renforcer mon propos. Elle a déjà pris rendez-vous pour le lendemain. Je rédige une lettre à destination de ce confrère, que je ne connais pas. Nous convenons de nous revoir après la visite chez ce spécialiste.

Quarante-huit heures plus tard, elle revient avec un compte rendu de consultation qui se voudrait rassurant. Pas de maladie organique apparemment, mais il ne ferme pas totalement la porte à une pathologie neurologique. Cette dernière phrase nourrit (si c'était nécessaire) son angoisse, à un niveau déjà extrême. Je lui prescris un électromyogramme et une IRM cérébrale, ainsi qu'un autre avis auprès d'une de mes correspondantes neurologues, espérant qu'une parole ferme et bienveillante pourrait calmer un peu l'incendie.

Peine perdue. Les examens normaux, les paroles rassurantes, toujours et encore, rien n'y fait. Notre patiente se retrouvera à deux reprises aux urgences d'un grand hôpital parisien, avec toujours comme diagnostic angoisse, dépression, attaque de panique. Les anxiolytiques et les antidépresseurs prescrits par l'hôpital seront sans grand effet sur ce tableau.

Elle consultera une psychologue, puis un psychiatre. La situation devenant intenable pour elle et son entourage, une hospitalisation d'un mois en clinique psychiatrique s'imposera.

À la sortie de ce séjour, elle reviendra me voir et, après un long temps d'écoute, elle finira par me dire ne plus pouvoir échapper à un travail en profondeur pour essayer de comprendre ce qui lui arrive. Je l'adresse alors à un confrère psychiatre-psychanalyste, et je n'entends plus parler d'elle. Un an plus tard, la voici de retour avec ses trois enfants, que je ne connaissais pas, pour des certificats médicaux et des vaccinations. Elle semble aller nettement mieux, nous ne parlons pas d'elle.

À nouveau plusieurs mois sans nouvelles. Enfin, un soir, elle se présente à la consultation sans rendez-vous, avant un voyage en Amérique du Sud. Elle ne semble pas vouloir parler de ce qui lui est arrivé.

De retour de voyage, le corps ensoleillé, elle vient me dire qu'elle va divorcer.

Cette fois encore, je me trouve confronté à une demande particulière. Comment vais-je y répondre ? Quand l'identité culturelle vous tient, c'est puissant…

Le Sicilien

21 heures. Trente-sixième consultation de la journée. Un Italien, qui me précise être sicilien.

– Docteur…

– Qu'est-ce qui vous amène ce soir ?

– Docteur, c'est pour le ciné… sildénafil.

– Sildénafil ? Vous voulez parler du Viagra.

– Oui, c'est ça.

– Mais pour quoi faire ?

– Avec mon ex… Avec mon ex, pas de problème, ça marchait. Mais là, j'ai une fille, on va aller en week-end à Lille, pour la première fois. Vous voyez, docteur.

– Oui, et alors.

– Et alors, docteur. La première fois. On y va avec des amis, mais je vais me retrouver avec elle, et je suis sicilien, c'est une question culturelle. Il faut que j'assure.

– Assurer quoi ?

– Mais enfin, docteur, vous voyez ce que je veux assurer !

– Oui, d'accord. Mais un garçon comme vous ? Beau comme vous êtes. Costaud et tout. Vous avez besoin d'un truc pareil ?

– Oui, mais bon.

– Enfin, quand même… Et la fille, elle est sicilienne elle aussi ?

– Non, elle est française.

– Et vous, vous êtes en France depuis combien de temps ?

– Un an.

– Eh bien, il faut changer de culture. Vous êtes à Paris. Parce que la fille, tel que vous êtes, vous allez la faire rire.

– Oui, mais… Il faut que j'assure, pour la première fois, le premier soir.

– Elle, la fille, a envie de s'amuser avec vous. Vous êtes un type formidable. Alors quoi ?

– Je suis sicilien. C'est culturel, chez nous, vous savez.

– Oui, mais elle, elle est française. Il faut changer de culture, je vous le répète. Parce que… Elle a envie d'un homme, c'est vrai, mais vous n'êtes quand même pas un taureau, un cheval de saillie ! Vous êtes un homme.

– Oui, mais…

– Bon, je vais vous en mettre une tonne, sur l'ordonnance. Mais je suis très inquiet, parce que, avec ça, vous allez être complètement accro au Viagra.

– Oui, je sais, je le suis déjà. Peut-être qu'il faut que je voie un psy ?

– Non, pas forcément un psy. Mais il faut quand même en parler, de cette histoire.

– Vous êtes formidable, vous me faites rire, vous, docteur !

– Je ne suis pas là pour vous faire rire. Je suis là pour répondre à vos questions. Une tonne de Viagra, ce n'est pas la solution.

– Vous avez raison. Mais quand même.

– Comment elle est, cette fille ? Elle est belle ?

– Elle est superbe, sublime. Mais pour le premier soir…

– Je comprends. Allez, je vous la mets, la tonne de Viagra. Mais vous avez compris qu'il s'agit bien d'autre chose.

– Docteur, j'ai 42 ans, j'en ai vu des trucs. Mais une consultation pareille, jamais. Franchement, vous me faites du bien.

– Je ne suis pas là pour vous faire du bien ! Je me permets simplement de vous dire que même sans Viagra, le Sicilien, il peut se débrouiller…

Message de mon secrétariat : « Appel de l'épouse de Monsieur M. pour vous apprendre son décès. Elle vous informe qu'il s'est suicidé, à la campagne. Annule le rendez-vous de vendredi matin et vous demande de la rappeler quand vous pourrez. » Où trouver les mots ?

Un homme libre

C'est un homme que je connais depuis plus de dix ans, et qui en a aujourd'hui 80, vu régulièrement à mon cabinet médical pour un suivi de tension, et chez qui on a tout récemment découvert une tumeur de vessie ainsi qu'une tumeur du sacrum. Il m'a appelé en visite chez lui pour la première fois début septembre. À cette occasion, j'ai fait la connaissance de son épouse.

Il m'a remis ce jour-là une note manuscrite précisant ses dernières volontés, me disant très simplement et fermement, sans aucune agressivité mais avec autorité, qu'il ne voulait pas souffrir ni être diminué et qu'en aucun cas il n'accepterait une quelconque chirurgie qui pourrait l'amputer, le réduire, l'abîmer.

Il a pris ensuite contact avec le service d'oncologie, où une radiothérapie et une chimiothérapie lui ont été proposées. Après quelques semaines, il a de nouveau rendez-vous avec moi. Je l'attendais, et voici que ce message m'annonce l'irrémédiable.

Je rappelle son épouse, qui me dit que Monsieur M., en tant que scientifique, a toujours déploré que nos gouvernements n'aient jamais accepté une législation conforme à ce que souhaite la majorité des Français, et qu'il a dû recourir à un acte barbare. Il s'est pendu. Il n'avait pas le choix.

Les lois, qui n'ont jamais fait qu'organiser les mœurs, n'imposeront jamais la liberté. Elles sont d'une autre nature. Certains en payent le prix fort.

Je reste un temps sans mots, puis lui dis tout

simplement que je connaissais bien son mari, que j'avais pu apprécier son humour, sa rigueur.

Pensant à elle, j'ajoute :

– Votre mari a toujours été et restera un homme libre.

Qu'est-ce qui nous tient quand l'étau se resserre ? Cet homme sait très bien ce qu'il en est. Sur ce chemin, nous voici conduits, chacun, avec ce que nous sommes, à être en vérité.

Faire ce qu'il y a à faire

Un long chemin nous a conduits jusqu'à ces jours extrêmes. Depuis plusieurs années, interventions chirurgicales, cures de chimiothérapie en plusieurs lignes, aplasies médullaires entrecoupées de rémissions encourageantes ont rythmé la vie de cet homme élégant, au sourire discret, toujours accueillant. Un combat quotidien, au cours duquel il a manifesté une volonté sans faille.

Aujourd'hui, trop, c'est trop, Monsieur M. n'en peut plus. Avec le réseau de soins palliatifs à domicile, nous avons tenté sans succès de lui faire accepter une transfusion. Il est découragé et un peu confus. Je m'approche de son lit. Il semble très préoccupé. Angoissé.

– Où en êtes-vous ?

– J'ai peur de ne pas y arriver.

– Y arriver ? Où voulez-vous aller ?

– Le livre. Je ne vais pas pouvoir le terminer.

Sa femme m'explique alors que, depuis plusieurs mois, il rassemble des souvenirs de famille avec le projet d'en faire un livre.

– Je comprends. Peut-être qu'une transfusion vous redonnerait quelques forces pour mener à bien ce projet.

– Si vous le dites… Pour le livre, je veux bien essayer.

Il recevra deux culots de globules en hôpital de jour. Quelques forces pour la route.

Au rythme de deux à trois visites par semaine, nous gérons alors, avec le réseau, les problèmes de douleur. Une équipe de soins à domicile veillant avec grande attention et ponctualité aux soins corporels. Si bien que son livre semble avancer.

Un matin, à son domicile, je trouve Monsieur M. pâle, très fatigué, mais assis droit sur un fauteuil alors que ces derniers temps il était toujours dans son lit.

– Voilà, docteur, c'est bon. Nous avons réussi.

Il me présente un fort beau livre. Pratiquant l'art de la reliure, son épouse a mis tout son savoir-faire pour relier cet ouvrage en un temps record.

– Vous pouvez l'ouvrir, si vous voulez.

Je feuillette ce document jusqu'à la dernière page et lis : « Il est des moments dans la vie où l'on ne peut pas ne pas remercier. » Suit une multitude de personnes affectueusement citées. Un hymne à la vie et aux êtres chers.

Quelques jours plus tard, un lundi matin, je suis rappelé au domicile de Monsieur M. Sa femme me dit qu'il refuse de s'alimenter depuis trois jours, tout juste accepte-t-il de boire. Son état général s'est terriblement aggravé. Visiblement, il a décidé d'en rester là. Je me sens totalement impuissant. Mes bonnes paroles d'encouragement ou la menace d'une perfusion s'il continue à ne pas s'alimenter semblent dérisoires. Je connais assez cet homme pour savoir qu'il fait toujours ce qu'il dit. Ce n'est pas pour me rassurer. Encore moins pour me faciliter la tâche.

J'essaie de m'en sortir en prescrivant des compléments alimentaires que son épouse pourrait lui proposer à la demande. J'ai bien conscience de la légèreté de mes conseils. Que faire de plus ?

Samedi matin, l'épouse m'appelle. Son mari va de plus en plus mal. Il veut me parler. Je lui propose de venir vers 14 heures, après mes consultations du matin.

À l'heure dite, je trouve Monsieur M. assis dans son fauteuil roulant. Il est très remonté.

– Docteur, vous voyez dans quel état je suis. J'avais peur de ne pas arriver à finir mon livre. Nous y sommes arrivés. Maintenant, ça suffit, je ne veux pas traîner plus longtemps ! C'est indigne ! Je n'en peux plus, je ne me supporte plus ! Faites ce que vous avez à faire.

– Ce que j'ai à faire ?

– Oui, je vous en prie, il est temps d'en finir. Je vous ai appelé pour ça. Vous comprenez ?

« En finir » ? En effet, il ne lui reste plus que la peau sur les os. Mais que faire ? Que répondre à un homme que je connais depuis plus de quinze ans? Un homme qui a toujours été un battant, qui a su prendre ses responsabilités.

– Monsieur M., dans la situation qui est la vôtre, je peux entendre votre demande. Mais je vous demande de comprendre que je ne suis pas venu pour cela.

Silence. Sa femme, depuis le salon, nous rejoint dans la chambre.

– Docteur, vous voulez un café?

– Oui, merci, avec plaisir.

Attendant le café, nous nous retrouvons seuls, lui et moi.

– Vous avez dû connaître beaucoup de situations contrastées, lors de vos missions à travers le monde, j'imagine…

– J'ai fait ce que j'avais à faire. Ma femme aussi, d'ailleurs. Vous avez vu comme elle est magnifique? Ensemble, on a fait ce qu'on avait à faire.

Et Monsieur M. de me reparler de quelques-uns de ses voyages.

Sa femme revient vers nous, apportant trois tasses de café sur un plateau.

– Je vous sers, docteur?

– Vous nous avez préparé un café. Je vais faire ce qu'il y a à faire, je vais le boire.

Monsieur M. se redresse en m'entendant dire « faire ce qu'il y a à faire ». Un sourire mêlé d'une grande gravité anime son visage décharné. Il accepte la tasse que lui propose sa femme. Nous restons quelques instants en silence à boire cet excellent café. Un siècle.

Je renouvelle une ordonnance de morphine sublinguale, qui semble convenir pour la douleur. Je signe la feuille de soins.

Parti en vacances, comme cela était prévu de longue date, quarante-huit heures plus tard je reçois un message de l'épouse : Monsieur M. s'est endormi dans la nuit de dimanche à lundi, dans son lit.

Soigner, peut-être, mais guérir ? Une fois de plus, je suis surpris par l'irruption d'une parole entendue à l'occasion d'une consultation anodine.

Guérir avec des paroles

Octobre. Comme chaque année, c'est le mois de la vaccination contre la grippe. Cet octogénaire me présente son bras avec confiance.

À peine ai-je injecté le produit, la seringue encore dans la main, qu'il me regarde droit dans les yeux et me dit, avec une infinie tendresse :

– Vous savez, docteur, qu'il y a des médecins qui guérissent avec des paroles ?

D'où sortait-il cela et pourquoi maintenant ?

Je n'ai pas eu le réflexe ni l'envie d'en savoir plus. Je ne pouvais que constater que la médecine du *logos* faisait irruption en plein exercice de la médecine des poisons.

Que dire de cette simple perte de goût, laquelle ne devait rien au Covid ? Une parole prononcée incidemment va produire son effet.

Parasite

– Écoutez, docteur. Un jour, j'ai eu une aventure incroyable. J'ai perdu entièrement le goût et l'odorat, lors de vacances en compagnie d'un homme avec qui je m'apprêtais à faire ma vie, et que je voulais même épouser. J'ai tout perdu. Comme il était extrêmement gourmet, il s'est montré furieux devant moi qui étais devenue incapable de faire la différence entre le sel et le sucre. Quand je buvais du vin, c'était comme si je buvais de l'eau. Ça l'a beaucoup contrarié.

Au retour, je suis allée voir mon médecin traitant. Il m'a examinée, je lui ai raconté tout ça.

Il m'a dit : « Je ne sais pas quoi vous dire. Non, je ne vois rien qui puisse avoir déclenché ce phénomène. À moins que vous n'ayez un parasite. »

Ah. Alors, ce mot-là… Ce « parasite »… Ça m'a frappée d'un seul coup. Je lui ai dit : « Merci, docteur. Docteur, merci. » J'ai réglé la consultation et je suis partie à toute vitesse.

De retour chez moi, j'ai dit à mon compagnon : « Tu fais tes valises. Tu remballes tes poêles Téfal, je ne veux plus jamais entendre parler de toi. »

– Et ?

– Dans les jours qui ont suivi, j'ai retrouvé le goût et l'odorat.

La vie, aussi pleine et passionnante soit-elle, n'est pas toujours un long fleuve tranquille. Me voilà embarqué en voyage dans le sillage poétique d'une patiente qui se souvient.

Le Bateau ivre

C'était déjà il y a bien longtemps, au siècle dernier. Avec une de mes vieilles patientes, décédée au début des années 1990, arménienne, peintre de son état, je remontais le temps. Jeune fille dans les années 1920, à Paris, elle avait rencontré la famille Izambard, qui fréquentait le milieu des artistes, en particulier Auguste Renoir. Et fait la connaissance de Georges Izambard, le professeur de Rimbaud au collège de Charleville. Tout un programme.

Femme cultivée, peintre et pianiste, elle vivait entourée de livres et de tableaux. Je me réjouissais toujours à l'idée d'aller la visiter, étant assuré d'être accueilli aux sons des partitas de Bach ou de la magie de Monteverdi.

Mon rôle de médecin, chez cette fantasque nonagénaire, consistait juste à lui dire que tout allait bien. Situation qu'elle feignait de trouver naturelle, mais qu'elle goûtait non sans une certaine gourmandise.

Chez elle, il y avait un tableau qu'elle avait peint dans les années 1950. Il représentait une jeune femme, le coude droit sur la table, le visage reposant sur sa main, devant un très joli bouquet. Ce tableau m'attirait. À chaque visite, c'était rituel, je m'asseyais toujours dans le même fauteuil, juste devant ce tableau. Nous restions en silence, et Rimbaud s'invitait parmi nous, par la grâce de poèmes qui surgissaient comme une évidence. Elle connaissait Rimbaud par cœur. En particulier « Le Bateau ivre ».

Année après année, ces rendez-vous trimestriels ont agrémenté mes visites de jeune médecin. Le temps faisant son œuvre, la flamme s'est mise à vaciller et malheureusement un autre bateau l'embarqua en compagnie d'Alzheimer. Une de ses nièces dut se résoudre à lui proposer une maison de retraite spécialisée. C'est ainsi qu'elle accosta dans un établissement créé et tenu par des Arméniens. Sa famille faisait partie de cette génération qui avait échappé au génocide. Jamais elle n'en parlait.

Un dimanche après-midi, je suis allé lui rendre visite dans cette maison de retraite comme je le lui avais promis lors de son départ de la rue Saint-Paul. Me voilà dans sa chambre. Elle ne me reconnaît pas. Je me présente. Rien.

– Madame, je suis votre médecin de la rue Saint-Paul. « Le Bateau ivre ».

– « Le Bateau ivre »... « Le Bateau ivre »...

Son visage s'illumine, elle gonfle sa poitrine, et voici que tout recommence :

Comme je descendais des Fleuves impassibles,
Je ne me sentis plus guidé par les haleurs :
Des Peaux-Rouges criards les avaient pris pour cibles
Les ayant cloués nus aux poteaux de couleurs...

Toutes voiles dehors, j'appelle les soignants.

– Venez, venez. Un événement est en train d'agiter la chambre 15.

L'aide-soignante, l'infirmier, le médecin de passage, nous nous retrouvons dans sa chambre et nous voici embarqués dans « Le Bateau ivre » en sa continuité.

Mais, vrai j'ai trop pleuré ! Les Aubes sont navrantes.
Toute lune est atroce et tout soleil amer :
L'âcre amour m'a gonflé de torpeurs enivrantes.
Ô que ma quille éclate ! Ô que j'aille à la mer.

Soudain elle s'arrête. Nous restons en silence, un long temps. La voici vacillante, plus un mot. Elle voguait. Comme si des noyés descendaient avec elle dormir, à reculons, pour le grand voyage.

Je l'ai saluée. J'ai cru comprendre qu'elle ne s'est jamais souvenue de ma venue. Un mois plus tard, j'ai reçu un appel de sa nièce pour m'annoncer son décès, survenu peu de temps après mon passage. Je lui dis combien j'avais aimé tous ces moments partagés avec sa tante. Jusqu'à ce dernier « Bateau ivre » en sa maison de retraite.

– Oui, me dit-elle. J'en ai entendu parler. Mais je voudrais aussi vous voir parce que j'ai quelque chose pour vous.

Quelques jours plus tard, je vois arriver la nièce à mon cabinet, avec un paquet. Le tableau de la jeune femme au bouquet qui animait chacune de mes visites. Au dos de la toile, il était inscrit, de longue date, semble-t-il : « Appartient au docteur Fron ».

Je n'étais pas au bout de mes surprises. Plusieurs années plus tard, une charmante jeune femme, qui à s'y méprendre ressemblait étonnamment à celle du tableau au bouquet, me troubla au point de devenir celle avec qui je partage aujourd'hui ma vie.

Secteur privé ? public ? L'un des rôles quotidiens du médecin généraliste est d'orienter les patients qui lui font confiance à travers ce que l'on appelle le « parcours de soins ». Je suis une fois de plus mis à contribution. Cette fois-ci, stylo en main.

Cher Professeur X.

Cette patiente doit faire face à une situation médicale complexe, puisqu'elle présente une tumeur touchant son système endocrinien. Dans un premier temps, elle a bénéficié d'une intervention chirurgicale, suivie de grandes difficultés d'équilibrage de ses traitements justifiant des hospitalisations d'une semaine tous les mois ou tous les deux mois dans un service d'endocrinologie de référence. Situation inquiétante et très inconfortable. Malheureusement, une récidive de cette tumeur sera mise en évidence à l'occasion d'une visite de contrôle.

Le professeur qui la suit l'adresse à un de ses collègues, chef de service de chirurgie endocrinienne. Cet homme la reçoit longuement et lui explique que la situation est délicate et qu'elle mérite d'être prise en charge par un praticien averti. Peu de personnes pourraient pratiquer l'intervention à risque qu'il lui propose. Il pense pouvoir le faire. Mais avec les contraintes des services hospitaliers aujourd'hui, c'est très compliqué. Aussi propose-t-il de l'opérer dans le secteur privé de son service. Cela sera plus simple, elle sera très bien soignée. Devant cette difficulté annoncée, l'inquiétude enflant, elle finit par céder. Il est convenu que sa secrétaire lui envoie un devis. Elle reçoit le devis. Trois mille euros.

Elle est très embarrassée. Elle n'a pas vraiment les moyens de payer cette somme. Elle m'appelle, me disant :

– Je suis en train de faire une lettre au professeur, je ne sais pas quoi lui dire. Est-ce que vous avez des idées ?

Sous ma dictée, elle écrit ceci :

« Cher Professeur X.,

Je vous remercie de toute l'attention que vous avez bien voulu avoir pour mon cas qui en vous entendant n'est pas simple. Et malgré l'inquiétude que cet état de santé génère chez moi, je vous renouvelle bien évidemment toute ma confiance. Par ailleurs en possession de votre devis, j'ai bien conscience que pour maintenir les meilleurs praticiens dans les hôpitaux publics, une concession au privé vous est accordée. Mes moyens ne me permettant pas de faire face à ce supplément d'honoraires, je souhaiterais, et je suis sûre que vous accepterez, bénéficier de vos compétences dans le secteur public.

Veuillez agréer, cher Professeur X., l'expression de mes sentiments reconnaissants et respectueux. »

Et elle le lui envoie par mail. Le jour même, il répond :

« Madame, vous pouvez compter sur moi en public comme si vous étiez en activité libérale. Donnez-moi votre portable. Je vous appellerai personnellement. Bien à vous. »

L'évolution de la société place le médecin de famille devant des situations apparemment banales. Certaines provoquent chez moi un questionnement. Pas de jugement. Une interrogation sur l'importance de la *nomination*.

Parent 1, parent 2

J'ai l'habitude, quand j'examine un enfant, surtout les petits, de dire à l'enfant de 3 mois, 6 mois, 9 mois :

– Tu restes dans les bras de ta maman. Ne t'inquiète pas, tu vas rester dans les bras de ta maman…

L'enfant regarde alors autour de lui, apparemment rassuré. Je peux commencer à l'examiner. Quatre-vingts pour cent de l'examen se fait ainsi dans les bras de la mère. Pour écouter les poumons, regarder la gorge ou les oreilles, c'est moins invasif et finalement plus facile pour l'examen. *Toc, toc, toc* et mon otoscope se trouve au contact de l'oreille de l'enfant. À l'occasion, je peux aussi montrer le tympan à l'adulte.

Pour cette consultation, il s'agissait d'un couple de femmes. Une des deux s'était retrouvée enceinte. Toujours est-il qu'après avoir été joliment enceinte, elle avait accouché d'un petit garçon. Aujourd'hui âgé de 8 mois, il était devant moi, assis sur ses genoux. Il présentait une otite fébrile. Je montre le tympan à la mère, je lui explique le traitement et lui propose de revoir l'enfant six jours plus tard. Je constaterai avec elle que le tympan a bien repris son aspect normal, signant ainsi la guérison. Restitution *ad integrum*, dirions-nous.

Six jours plus tard, c'est l'autre femme qui vient avec l'enfant. Je me vois, dans l'élan habituel, dire à l'enfant :

« Tu restes dans les bras de ta maman. »

Mais je m'arrête à temps :

– Tu restes dans les bras.

Difficulté à redire « ta maman ». Comment font-elles, toutes les deux, au quotidien ? Je ne le sais pas.

Dans ce couple, la mère qui avait porté l'enfant assurait la part, disons, plus maternelle, et sa compagne semblait représenter l'autre place. A priori aucun doute sur le fait qu'il y avait bien pour cet enfant un tiers séparateur, tenant une place autre.

Mais quelque chose m'avait empêché de dire à nouveau « maman ». Quel nom lui donner, alors ?

Je reçois une patiente très affaiblie. Le diagnostic est clair, une opération s'impose. Mais voici qu'elle revient mystérieusement guérie. L'important est bien ce que l'autre entend, et non pas ce que l'on dit.

Quand un « maux » s'échappe

Une femme de bientôt 50 ans se présente à la consultation en octobre avec les résultats de sa prise de sang qui objectivent un taux d'hémoglobine à 8,6 grammes/litre. Anémie qui est en rapport avec des métrorragies. Ces saignements à point de départ gynécologique ne l'ont pas quittée depuis le mois d'août. Elle est très fatiguée, pour ne pas dire épuisée. Elle dit s'être engagée depuis un an dans une relation qu'elle qualifie d'usante avec un homme qui serait affectivement fragile. Pour cet homme, très en demande de réassurance et de soins, elle aurait épousé le rôle d'infirmière.

Je lui prescris une échographie, du fer et un nouveau bilan sanguin pour réévaluer la situation clinique et son évolution.

Trois semaines plus tard, malgré la prise quotidienne de fer, son taux d'hémoglobine est descendu à 7,4 grammes/litre. Sans surprise, l'échographie confirme l'existence d'un fibrome de l'utérus qui est à l'origine de ses saignements. En accord avec sa gynécologue, une indication opératoire est formelle. Un rendez-vous est proposé en vue d'une intervention pour le mois de décembre. Je l'encourage donc dans cette décision et lui demande de me tenir au courant.

Décembre, janvier, février. Aucune nouvelle d'elle. Pas de compte rendu opératoire.

Début mars, je la vois arriver en pleine forme, fière de me présenter une prise de sang avec un taux d'hémoglobine à 13 grammes/litre.

– Je n'ai pas eu de vos nouvelles, ni du chirurgien. Comment avez-vous vécu cette intervention ?

– Mais, docteur, je n'ai pas été opérée.
– Comment ça, vous n'avez pas été opérée ?
– Après vous avoir vu, le lendemain même, je n'ai plus saigné.
– Les saignements se sont arrêtés ? D'un coup ?
– Je ne suis pas allée voir le chirurgien. J'ai tout annulé.
– Comment cela ? Qu'est-ce que vous me racontez là ?
– Après vous avoir vu, et ce que vous m'avez dit, plus de saignements.
– Que vous ai-je donc dit ?
– Vous m'avez dit : « Jusqu'à quand allez-vous vous vider en jouant à l'infirmière du matin au soir ? »

J'avoue être incapable, encore aujourd'hui, de savoir si une telle parole a pu être prononcée. Une chose est sûre, cette femme avait décidé de mettre fin à son rôle de composition et semblait s'en bien porter.

Encore et encore, faire attention à ce que l'on dit au patient. Avec cette personnalité fantasque – elle fut la première femme à traverser les Alpes en avion monoplace –, j'ai laissé échapper une parole qui nous a menés loin.

La promesse

Madame N., 90 ans, a pris rendez-vous à 14 heures. Elle est à l'heure. Elle entre dans la salle de consultation, s'assied. Le regard noir, incendiaire, chargé de reproches. Surpris par cette attitude que je ne lui connaissais pas, je lui demande :

– Franchement, qu'est-ce qui vous arrive ?

– Eh bien, voilà. J'avais cru que vous étiez un homme de parole et, malheureusement, je suis obligée de constater que vous n'en avez pas. Vous n'êtes pas un homme de parole.

– Mais qu'est-ce que vous me racontez là ?

– Oui, je vous le dis. Vous n'êtes pas un homme de parole.

Je commence à m'inquiéter. Je me demande ce que j'ai pu dire pour déclencher un tel ouragan.

– Écoutez. Qu'est-ce qui se passe ? Expliquez-moi ce qu'il en est. Je ne vois pas du tout de quoi il s'agit. Sans doute ai-je fait quelque chose de très grave… Je veux savoir.

À l'instant même elle se lève et se dirige vers la porte pour quitter la pièce. Je lui saisis le bras, la force à s'asseoir et :

– Maintenant, ça suffit. J'en sais trop ou pas assez. Vous ne sortirez pas de cette pièce sans que je sache ce qui motive vos propos, aussi graves soient-ils. Qu'est-ce que c'est que ce mystère ?

Silence. Lourd silence.

– Je vous connais depuis bientôt trente ans, je vous ai vue souvent vive, mais jamais virulente comme aujourd'hui.

À nouveau, silence pesant. Elle me regarde droit dans les yeux, et soudain :

– Il y a dix ans, vous m'avez dit que quand j'aurai 90 ans vous m'embrasseriez. J'ai eu 90 ans avant-hier.

Je n'ai pas de nouvelles de vous. Vous n'avez rien fait.

– Ah bon, d'accord, bon, d'accord. Peut-être pourrions-nous trouver une solution ?

– C'est trop tard, me dit-elle.

– Est-ce vraiment trop tard ?

Alors, elle incline un peu sa tête sur le côté droit, avec un petit mouvement de l'ensemble de son corps.

– C'est vraiment trop tard ?

J'ai fait ce qui me semblait le plus adapté à la situation. Je me suis exécuté.

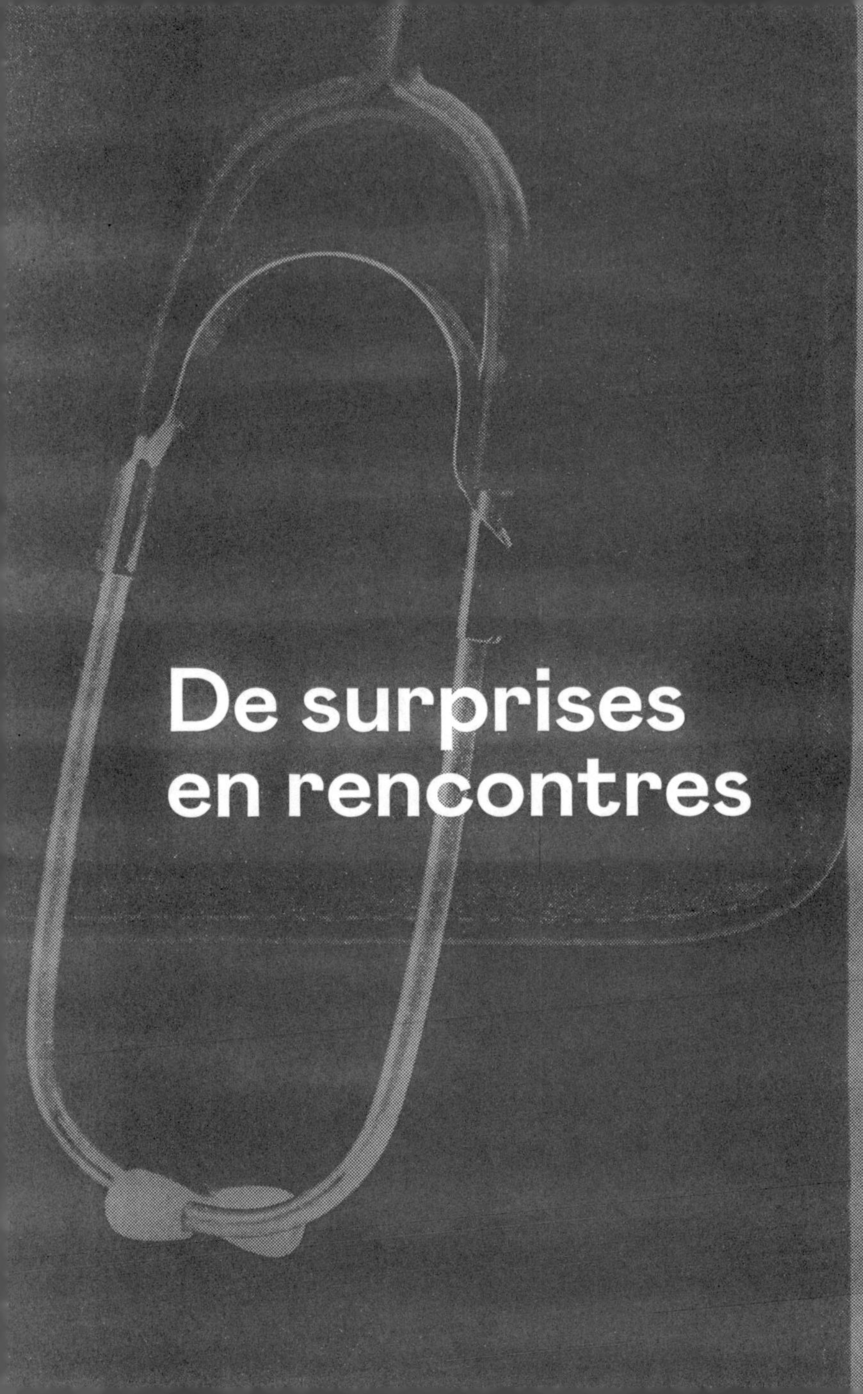

De surprises en rencontres

Recevoir un patient à mon cabinet médical ou me rendre en visite à son domicile, c'est prendre le risque d'une rencontre, au milieu d'une multitude de situations souvent futiles, parfois sérieuses ou même tragiques. Je me suis très vite dit que chaque jour devait m'apporter une surprise, sous la forme d'un diagnostic inhabituel, d'une remise en question de ce qui me semblait une évidence. La prise de conscience de mes propres limites faisant partie du lot. Je peux témoigner que je n'ai pas été déçu.

Aucun doute : tout au long de ces années, je ne me suis pas ennuyé. J'ai appris de toutes ces personnes rencontrées. J'ai aimé être surpris. Même si, certains jours, j'ai pu me retrouver dans des situations plus qu'inconfortables, et pas toujours à mon avantage. Oui, je suis médecin ; oui, je me dois de garder une juste distance vis-à-vis de ceux qui font appel à moi. Mais personne ne pourra m'empêcher de me laisser toucher par ce qui m'est donné à partager. Ce n'est pas sans risque. Je le sais.

En quarante années de pratique, j'ai vu évoluer la médecine au quotidien. Tout s'accélère. Les termes « usagers » et « consommateurs » s'imposent sans que nous y prenions garde. Faut-il s'y résoudre ? J'aime à penser que l'acte médical engage des êtres humains.

Télémédecine

Emporté par les technologies nouvelles, toi l'usager, toi le consommateur, tu es tellement content, heureux d'inaugurer la télémédecine.

Il te suffit de cliquer, et hop, te voilà projeté en vidéoconsultation. En contact avec un médecin distant, qui envoie directement par internet l'ordonnance chez le pharmacien. Ordonnance délivrée sur-le-champ. Quelle efficacité ! Il est vrai que ce médecin n'est plus importuné par les gouttes de sueur qui perlaient à ton front. Vrai qu'il n'a pas senti l'odeur de l'angoisse qui t'étreignait.

Mais pourquoi te propose-t-on cette nouvelle forme de consultation médicale ? Sûrement pour combler le déficit de temps médical disponible, en nous faisant croire que la solution serait là. Avec la complicité de médecins qui se planquent dans des open-spaces, pourquoi pas délocalisés à New Delhi, et de sociétés de service qui y voient là un moyen de faire tourner leur business.

Le contact avec la chair, c'est compliqué et peu rentable.

Je ne nie pas l'importance de la télé-expertise et de l'échange des données. En vingt-quatre heures, j'ai dû me mettre à cet outil indispensable pour garder le contact avec mes patients durant la période de pandémie. Non, je m'inquiète de la fascination que médecins et patients peuvent éprouver à se soumettre à la virtualité. Le corps ne pourra être négligé très longtemps sans en retour se manifester à travers des troubles inédits.

Toi l'usager, toi le consommateur de la médecine, un clic et tu prends le premier médecin qui est libre, de la même façon que tu commandes un Uber pour aller au cinéma. L'important est de trouver quelqu'un au guichet. Il est vrai qu'aujourd'hui il n'y a plus beaucoup de monde au guichet, la porte des médecins généralistes libéraux étant souvent fermée pour ce qu'on appelle les « soins non programmés ». Mais attention à ne pas confondre *médecine* et *pizza*.

Il est temps que médecins et autorités de tutelle trouvent des solutions. On parle de « maisons médicales » associant médicaux et paramédicaux en équipe. Très bien, mais en prenant soin de garder le meilleur de ce que fut la médecine générale de proximité dite libérale. Celle que j'ai aimée. Une porte ouverte sur l'inattendu en chair et en os.

Jeune médecin, oui, c'est important d'avoir des horaires. Oui, c'est important d'avoir une vie en dehors de la médecine. Oui, c'est important d'avoir des congés payés. Mais quand une personne se présente à nous, la consultation et les visites à domicile nous mettent en présence d'une telle diversité de sujets et de situations que si les horaires de bureau sont notre préoccupation, nous risquons de passer à côté de l'essentiel.

Alors, toi qui frappes à la porte du cabinet médical, s'il te plaît, oublie les termes « consommateur de la médecine », « usager de la médecine ». Et toi que l'on nomme « médecin », oublie l'expression « prestataire de service ».

Il en va de notre humanité.

Je me réjouis chaque jour des nouveaux traitements qui sont mis à notre disposition. Même s'il arrive parfois que la réalité soit plus contrastée, jusqu'à la nausée. Folle modernité.

Pourquoi en Tchéquie ?

Samedi matin, en l'absence de mon associé, je reçois une de ses patientes que j'avais déjà vue à plusieurs reprises. Âgée de 40 ans, elle a longtemps souffert de troubles du comportement alimentaire de type anorexique, avec comme souvent cette volonté de maîtrise.

Aujourd'hui, c'est une urgence, je dois lui prescrire des HBPM, un anticoagulant.

Elle me dit devoir se rendre en Tchéquie la semaine prochaine. Faire un bébé.

– Parce qu'en Espagne cela serait possible, mais

ils sont petits et bruns alors qu'en Tchéquie ils sont grands, blonds avec des yeux bleus.

Je suis sidéré. J'essaie de comprendre un peu sa demande.

– Des anticoagulants injectables pour quoi ?

– C'est un grand spécialiste de la procréation qui me les a prescrits, mais j'ai perdu l'ordonnance.

– Vous lui demanderez l'ordonnance lundi.

– Mais je dois partir lundi soir et commencer les injections ce week-end. Il n'est pas joignable.

– Je suis désolé, je ne peux vous prescrire un traitement dont je ne saisis pas la pertinence.

– C'est un grand médecin. On ne le dérange pas comme cela.

– Je ne peux valider ce traitement dont encore une fois je ne comprends pas l'indication.

La tension monte, elle se fait de plus en plus revendicative.

– La dernière fois que je suis allée en Tchéquie, je n'ai pas pu faire cette opération à cause d'une fièvre. Je ne peux la manquer à nouveau.

– Mais cette fois, vous avez perdu l'ordonnance. Vous verrez lundi avec ce médecin.

– Ce médecin-là, on ne le dérange pas !

Qu'est-ce qui m'arrive ? Cette histoire de Tchéquie et de cheveux blonds et d'yeux bleus face à l'Espagne et ses petits bruns ? La nausée fait suite à la sidération. Si je n'ai rien contre tous les progrès techniques qui permettent à des couples en difficulté d'accueillir un enfant, face à ce supermarché, je suis comme retourné. Don d'ovocytes. Ce mot, « don »... Quelque chose en moi s'agite.

À l'instant, je ne savais plus bien où j'étais. Je tanguais. Emporté par la folie de cette situation, je dis, bêtement peut-être :

– Aujourd'hui, vous vous trompez de destinataire. Je ne suis pas là un samedi matin pour jouer l'externe de garde d'un grand médecin, comme vous dites, non joignable, et qui plus est pour 23 euros.

Voyant qu'elle n'obtiendrait pas ce qu'elle attendait, elle tente de me culpabiliser.

– À cause de vous, je ne vais pas pouvoir partir en Tchéquie faire mon bébé avec mon traitement.

Elle se lève et, en pleurs, quitte la pièce. Je continue mes consultations – le hasard veut que la suivante soit une demande de renouvellement de pilule. Trente minutes plus tard, appel du secrétariat. « Mademoiselle L. veut vous parler. » Je prends l'appel. Au bout du fil, des hurlements. C'est la mère.

– C'est scandaleux, ce que vous avez fait ! Je porte à bout de bras ma fille depuis des années. Elle doit partir lundi faire un bébé en Tchéquie et vous la démolissez !!! Comment pouvez-vous mettre en avant vos honoraires pour refuser à ma fille une ordonnance indispensable ?

Je l'engage à rappeler le médecin de sa fille lundi.

– C'est un grand médecin qui voit trente personnes par jour, avec des honoraires de 200 euros la consultation. On ne le dérange pas comme ça. Comment pouvez-vous être médecin et vous comporter ainsi avec ma fille ? J'ai un médecin traitant, une femme, elle m'écoute. Vous devriez arrêter la médecine. Vous êtes en train de détruire ma fille et nos projets !!!

Je la laisse crier et lui rappelle quand même qu'à plusieurs reprises, en l'absence de son médecin, je l'ai déjà reçue, assurant ainsi une permanence de soins. Je prends congé d'elle.

Plus de nouvelles, ni de la fille ni de la mère.

Un an plus tard, alors que je prenais un café dans un bar proche de mon cabinet, j'aperçois une jeune femme avec un landau. C'est elle. Me trouvant tout proche, je me penche vers le nourrisson. Une petite fille. La jeune femme devenue mère me dit :

– Docteur, c'est une petite Tchèque.

Comment une visite à domicile peut déboucher sur une leçon de sagesse.

Frissons

C'est une toute petite dame de 92 ans, comme un moineau sur une branche, perchée sous les toits de Paris dans un appartement qui domine la Seine. Elle tient debout, un peu par la force de l'habitude. Je suis appelé chez elle pour renouveler son traitement antihypertenseur.

– Je suis heureuse, docteur, que vous ne m'ordonniez qu'un seul médicament. Les gens se soignent trop. Ils vivent trop longtemps.

– Votre tension est bonne avec ce simple traitement, c'est bien ainsi.

– Je connais des gens qui prennent beaucoup de médicaments, ils sont toujours chez le médecin, ça leur donne l'impression d'exister, une raison de vivre.

– C'est possible.

– J'ai une amie centenaire qui vient de mourir. Je ne sais pas comment elle est morte. Nous nous appelions très souvent, elle est devenue sourde, puis aveugle. J'allais la voir, mais comme vous le savez, marchant de plus en plus difficilement, je ne pouvais plus me rendre auprès d'elle. Je n'avais plus de ses nouvelles depuis quelques semaines. Il y a huit jours, j'ai donc appris qu'elle était morte. Sans me prévenir ! Cela ne lui ressemble pas… Je ne voudrais pas être centenaire…

– Et vous, qu'est-ce qui vous fait vivre aujourd'hui ?

– La curiosité, docteur. Notre époque est incroyable de bouleversements. Surtout au niveau des mœurs, depuis le contrôle des naissances. C'est presque une nouvelle civilisation. Les gens changent. Les relations changent. Tout change. Tout se défait. Plus rien n'est comme avant. Regardez, cet été, le temple de notre communauté protestante va fermer deux mois.

– Pour vous qui ne sortez jamais, ce n'est pas très grave.

– Oui, mais un temple fermé deux mois, vous vous rendez compte, docteur ? Ce n'est pas raisonnable.

– Finalement, qu'est-ce qui vous intéresse ?

– Ce qui m'intéresse, c'est de voir ce qui vient. Je suis très curieuse de savoir ce qui va se passer. Sur ce qui se défait, on ne peut pas grand-chose, mais sur ce qui vient. Il ne faut pas manquer le rendez-vous.

– Le rendez-vous ? Quel rendez-vous ?

– Le rendez-vous avec cet homme nouveau, cette femme nouvelle qui sont en train de naître. L'état de conscience de beaucoup de nos contemporains s'effondre. Alors c'est le divorce, les séparations douloureuses, les expériences multiples, la solitude. À première vue un désastre. Nous sommes dans la période des douleurs de l'accouchement. C'est le temps d'une naissance. Je veux vivre encore pour voir l'enfant qui vient. Vous comprenez, docteur ?

Un frisson me traverse sans que je saisisse tout de suite ce qui m'arrive. Une femme de 92 ans ne veut pas être centenaire, mais vivre encore pour être à l'heure d'une naissance. La curiosité de cette femme me touche, très profondément, rejoignant chez moi le désir d'apprendre à lire les événements.

Bien au-delà d'une question de génération, il s'agit avant tout de veiller à garder grand ouverts nos yeux et nos oreilles, tant que c'est encore possible.

– Docteur, on n'a pas beaucoup parlé de spiritualité, aujourd'hui.

– Vous croyez?

Écouter, être là. Si, a priori, à ma place de médecin, je me dois d'être présent à celui qui frappe à ma porte, il faut reconnaître que parfois l'orage éclate, et alors tout peut arriver.

Babillards

Une femme, souffrant d'une maladie auto-immune associée à une pathologie thyroïdienne, nécessitant depuis plus de trois ans une corticothérapie délétère pour son glaucome, avec comme conséquence une baisse considérable de la vue. Elle vit seule dans son appartement du boulevard Saint-Michel.

Entrer chez elle, c'est tomber dans la caverne d'Ali Baba. Littérature et philosophie. Des livres partout. Poètes, philosophes, romanciers. Au départ, à des places bien orchestrées. Mais avec le temps, ça déborde de partout. Les livres ouverts sur son bureau témoignent de plusieurs chantiers de recherche en cours ou simplement d'une nourriture quotidienne, chez cette femme jamais rassasiée. Philippe Jaccottet, Michel de Montaigne, Jacques Derrida, Stefan Zweig, pour ne citer que ceux dont les noms m'ont sauté aux yeux.

Elle a ce côté très sympathique pour lequel j'aime beaucoup me rendre chez elle. Mais en même temps, elle est tellement inquiète, tellement perturbée par ses problèmes de santé, seule et vulnérable, qu'elle s'accroche au moindre détail, voulant tout maîtriser. Au point que cela peut devenir insupportable. Elle vérifie tout, note tout, souligne tout. Si un compte rendu d'un médecin hospitalier présente une quelconque erreur ou approximation, elle s'agite et critique violemment ces médecins qui n'écoutent rien et écrivent n'importe quoi. Il est vrai qu'un traitement corticoïde au long court et à fortes doses peut déclencher des épisodes d'agressivité, voire des phases maniaques.

Le 8 mai – je travaillais, ce matin-là –, elle se présente à ma consultation et, une fois encore, elle commence à critiquer les médecins. Devant cette revendication extrêmement dure, je lui dis :

– Si vous arrivez toujours en critiquant, en revendiquant et en accusant les médecins, vous n'allez pas pouvoir bénéficier de leurs soins dans de bonnes conditions. Ils ne vont pas pouvoir, pas vouloir se mobiliser pour vous.

Et soudain, la voilà qui pète les plombs.

– Oui. Nul ne peut comprendre ma souffrance. Je suis seule. Bientôt aveugle. C'est scandaleux !

Elle replie son dossier, rassemble ses affaires, se lève bruyamment.

Sur l'instant, je ne fais rien pour la retenir. Je lui dis simplement :

– Écoutez, madame, nous nous reverrons tranquillement, calmement. Sachez que je suis là pour vous écouter, pour vous aider, pour vous conseiller au milieu de ce labyrinthe qu'est la médecine. Sachez quand même que les équipes médicales qui vous suivent dans ce parcours difficile sont de première qualité. Je sais que vous êtes dans une situation angoissante. Mais il faut pouvoir faire alliance avec vos équipes soignantes. Sinon, rien n'est possible.

Le lendemain, je reçois ce mail :

« Docteur, je suis tout à fait désolée du comportement inacceptable, immaîtrisable hélas, que j'ai eu lors de notre dernier rendez-vous et je vous prie de recevoir toutes mes excuses. J'espère que cela n'affectera pas la suite de notre relation médicale ni le projet mis en œuvre sous la direction du professeur T. pour réduire progressivement la cortisone. Tout comme lui, je reste persuadée que c'est la seule manière de lutter contre les effets indésirables et dangereux de ce traitement pour mon glaucome. Je dois par ailleurs voir l'ophtalmo fin juin. Je vous reverrai d'ici là si vous en êtes d'accord. J'ai le projet de refaire une nouvelle analyse. Je me propose donc ensuite de reprendre rendez-vous avec vous. Avec mes remerciements.»

Je lui réponds:

«Madame, merci pour votre message. Croyez bien que j'ai conscience de votre souffrance, angoisse, panique. Bonne soirée.»

Le lendemain:

«Cher Docteur, quelle surprise de trouver votre réponse si rapide. Je vous suis infiniment reconnaissante, mais contrariée que vous ayez prolongé encore un peu plus votre journée de travail. Cependant, soulagement de tout mon être. Apaisement. Je ferme les yeux, on dirait que je les oublie. Croyez que de mon côté, je suis consciente de votre extrême surcharge de travail. Le 8 mai, je voulais d'ailleurs commencer notre entretien en soulignant que vous n'avez pas hésité à sacrifier un jour férié et vous en remercier chaleureusement. Mais notre conversation a pris un autre cours. Je reconnais volontiers que j'ai un énorme défaut dont je souffre d'autant plus que je ne parviens pas à m'en corriger en dépit de ma lucidité à son égard. Je ne sais pas écouter, je coupe la parole en permanence à mon interlocuteur. Plutarque, ou plutôt son traducteur, parle à ce sujet de la démangeaison de parler. Cette expression m'enchante. Il commence ainsi l'un de ses propos de table : "C'est une cure difficile pour la philosophie, que celle de la démangeaison de parler, le remède de cette maladie serait d'écouter et les Babillards n'écoutent personne, ils parlent toujours." Un peu plus loin, il entame son plaidoyer en faveur du silence : "Pour ne négliger aucun moyen de réprimer cette démangeaison, disons d'abord du haut. Babillard, Taisez-vous, mon ami, le silence est utile. Il a deux grands avantages qui sont d'écouter les autres et d'en être écouté." On ne saurait mieux dire. Je cède donc à la démangeaison de parler et pourtant, en ce qui me concerne, je me méfie beaucoup de la parole orale. C'est pourquoi j'ai choisi depuis longtemps la parole écrite. Elle me mène souvent là où je ne voudrais pas aller, ceci d'autant plus que je suis hyperémotive. Ne perdez pas votre temps à me répondre, s'il vous plaît. J'ai rendez-vous prochainement avec vous. Toute ma reconnaissance. Juste avant de recevoir votre réponse, j'ai écouté en différé un entretien d'une heure d'Erri De Luca à propos de son livre *Le Tour de l'oie*, dont j'avais aperçu la couverture dans votre cabinet, sur un petit meuble brun, près de la fenêtre. Entretien magnifique, exceptionnel. Les mots font advenir à la lumière. J'ai un enthousiasme pour les mots. Ils me parlent de l'histoire. »

Quelques mois plus tard, nouvelle crise.

« Personne ne me comprend, personne ne veut m'entendre. »

Elle plie à nouveau ses dossiers et, cette fois, je ne la reverrai plus.

Prescription détournée ? Voilà que l'ordonnance du neurologue est suivie de manière singulière... Je ne peux que valider ces chemins-là.

Les grands marcheurs

Chercheur réputé, rédacteur pour des revues internationales mais souffrant malheureusement de troubles cognitifs de plus en plus invalidants, notre homme ne peut plus superviser la thèse de son dernier étudiant. Il présente par ailleurs des troubles de l'équilibre pour lesquels son neurologue l'a encouragé à marcher le plus possible.

Militants depuis toujours, sa femme et lui ont mis à profit ces mois de décembre et janvier marqués par des grèves et autres manifestations pour battre le pavé. Bonne occasion de répondre à la prescription du spécialiste, qui ne s'attendait pas à tant de compliance.

Du Ve arrondissement où ils vivaient, rejoignant à pied et à leur rythme les cortèges qui traditionnellement défilent entre République et Bastille, ils arrivaient souvent au moment où la foule se dispersait déjà.

– Finalement, ce n'était pas très grave, nous sommes allés dans la rue, nous avons marché, nous avons été comptés. Mon mari était content de se mobiliser.

Le cahier des charges semblait rempli. Aussi bien d'un point de vue militant que médical. Mais l'appel à manifester devenant moins fréquent, sa femme s'en inquiète et se présente à moi en quête d'un avis.

– Docteur, si les manifestations s'arrêtent, il faut m'indiquer autre chose pour le faire marcher.

Admis dans l'intimité des familles, je suis le témoin involontaire de moments qui en disent long. J'observe cette femme, dépendante, apparemment perdue, libre malgré tout.

Une femme singulière

Madame P., une femme que je connais depuis de nombreuses années, est malheureusement atteinte d'une maladie d'Alzheimer. Le premier vendredi du mois, à 12 heures, visite à son domicile du Ve arrondissement. C'est rituel, pour elle comme pour sa fille.

Ce vendredi-là, j'étais un peu en avance. Sa fille n'était pas encore rentrée du marché, je me trouve seule avec elle. Elle m'ouvre la porte. D'emblée, je suis frappé par sa tenue. Elle est particulièrement bien habillée. Robe claire, joli rouge à lèvres, coiffure soignée, collier de famille, chaussures vernies.

– Votre fille n'est pas là ?

– Non.

– Vous allez à un thé dansant cet après-midi, ou un cocktail ce soir ?

– Non, pourquoi, docteur ?

– Parce que vous êtes magnifiquement préparée.

– C'est pour vous, docteur.

– J'en suis très honoré, merci.

Situation particulière, chez cette femme qui le plus souvent s'étonne de ma venue – ce qui ne l'empêche jamais de dire son plaisir de me voir.

Quelques mois plus tard, toujours un vendredi, je me présente à son domicile. Sa fille m'avait prévenu par téléphone que sa mère n'allait pas bien, que son état s'était détérioré. Un soir, elle était sortie et avait erré plusieurs heures dans la nuit, parcourant jusqu'à quatre kilomètres à pied pour se retrouver à Gentilly, près de la porte d'Orléans. Les voisins s'inquiétaient pour elle – pour ne pas dire que le son de la télévision à fond la nuit les dérangeait. Un dossier d'admission en maison de retraite m'attendait sur la table de la salle à manger. C'était déchirant pour sa fille, mais la situation, d'après elle, justifiait que je remplisse cette demande anticipée pour un EHPAD.

Sur place, je remplis la grille Aggir et le fameux dossier, lui expliquant pourquoi je le remplissais et la possibilité d'un séjour d'essai dans cet établissement. Elle me dit tranquillement qu'elle est une jeune fille et qu'elle aimerait bien se marier. Sa fille, pour le moins étonnée, lui demande :

– Mais, maman, tu as été mariée, tu as eu sept enfants. Je suis qui, moi ?

– Je ne sais pas.

Allant chercher la photo de famille bien en place sur la cheminée, elle lui montre ses sept enfants et son mari. Elle ne reconnaît personne. Sa fille est de plus en plus perturbée. Se tournant vers moi :

– Maman, le monsieur qui est là, qui est-ce ?

– Le docteur.

– Ah bon.

Situation pathétique. Cette femme ne reconnaissait pas sa fille tout en me reconnaissant. Je n'y étais pour rien, nous étions devant cela. Tragique pour la fille et presque gênant pour moi. Elle poursuit :

– Vous savez, je suis une jeune fille très différente, je ne suis pas comme les autres.

C'est ce qui dirigera la conversation dans sa

continuité. Le seul trait qui restait : je ne suis pas comme les autres.

À cette occasion, sa fille m'apprend que, jeune fille d'une bonne famille, elle était fiancée et promise à un garçon très bien, et qu'elle avait décidé de rompre ses fiançailles pour épouser un homme qui prit le maquis, résistant pour toujours, militant communiste un temps, avec qui après-guerre elle fondera une grande famille tout en menant avec lui une carrière dans l'édition. Madame P. nous dit aujourd'hui :

– Je suis différente. Libre malgré tout.

– Vous êtes libre, singulière.

– Oui, c'est ça, docteur, singulière. Vous aussi, vous êtes différent.

– Pourquoi « différent » ?

– Vous êtes médecin, mais vous ne voyez pas les gens comme les autres. Vous comprenez différemment. Et puis, vous savez, je suis une jeune fille, je voudrais me marier.

– Faites attention, je vais prendre vos propos pour une déclaration.

Sourire.

L'heure avançant, je vois que je n'aurai pas le temps de manger avant de reprendre les consultations de l'après-midi. Sa fille a dû le sentir, elle me propose de partager le repas avec elles. Rapidement, une crêpe apparaît sur la table, je la mange avec plaisir.

– Vous êtes différente, je suis différent, aujourd'hui est un jour différent, c'est la première fois depuis toutes ces années que je mange avec vous.

Histoire tragique de non-reconnaissance. Un trait restait pourtant, l'affirmation de cette différence, de cette singularité. Et finalement, ce qui pouvait apparaître comme un désastre pour la fille, ne pas être reconnue par sa mère, s'est révélé événement. Au-delà de l'icône que représentait cette mère de famille nombreuse, avec tout ce que cela peut comporter d'abnégation, sa fille se trouvait en présence d'une femme qui donnait à voir la réalité de sa singularité, cette conscience malgré tout d'être une femme libre, au moment même où ce qu'on appelle les « fonctions cognitives » s'évaporaient, se dissolvaient.

Et soudain :

– Pourquoi pleures-tu, ma fille ?

Comment un vaccin contre la grippe peut-il nous mener jusque-là ? Ou comment une parole faussement anodine que j'ai prononcée par jeu va toucher l'autre au cœur de son histoire.

Se risquer

Une femme de 72 ans, dans la salle d'attente. Patiente de mon associé, aujourd'hui en vacances.

Elle entre dans mon cabinet.

– Je suis désolée… Je ne voudrais pas vous déranger. Je ne vais pas être longue, pas vous prendre beaucoup de temps… C'est juste pour le vaccin de la grippe.

– Très bien.

Une fois le vaccin fait, à nouveau elle se confond en excuses.

– Docteur, je suis désolée de vous avoir dérangé,

vous avez tellement à faire. Mon père était médecin, ma mère aussi.

– Vous avez dû ne pas beaucoup les voir.

– Si, nous habitions une maison dans laquelle il y avait le cabinet médical. Alors, on ouvrait la porte, on répondait au téléphone. Ainsi nous étions avec nos parents.

– Dites-moi. Qu'est-ce que c'est que cette histoire de « excusez-moi de vous demander pardon » ?

– Oh, c'est tout moi, docteur.

– Mais d'où vient cette histoire ?

– Aujourd'hui, je vis de grands moments de liberté. J'aide des migrants à apprendre le français. C'est énorme ce qu'ils m'apportent. Je ne trouve pas les mots. Ils sont vrais. Pleins d'amour, de vie, magnifiques, tellement respectueux et d'une dignité… Et cette soif, pour certains, d'apprendre le français.

– Sans doute que votre attitude leur donne envie.

– Oui, mais surtout nous sommes à égalité. Respect et égalité. Je peux leur donner quelque chose. Ma langue, le français. Mais en même temps c'est ma vie qui s'origine à leur contact. Je ne suis pas en position de pouvoir. C'est un échange. Même si je suis en place de transmettre des connaissances.

– Que faisiez-vous avant votre retraite ?

– J'étais au CNRS, en physique. J'ai cherché, j'ai enseigné. Mais au départ, je voulais être médecin. Mon père n'a pas voulu. Un jour, il m'a dit qu'il ne pouvait plus supporter de ne pas pouvoir guérir les gens. Il est mort très vite après avoir arrêté de travailler. Il n'a pas voulu que je sois médecin, n'a pas voulu que je sois confrontée, comme lui, à cette impuissance, face à la maladie et la mort.

– Vous avez fait une belle carrière comme physicienne.

– J'étais passionnée. Je ne lâchais rien. C'est ainsi que j'ai réussi mon parcours de physicienne. Mais je n'aurais pas dû écouter mon père. J'aurais dû être médecin. Mon père était juif. Il a été arrêté et interné à Drancy. Il a pu s'en échapper. Jamais il n'a voulu nous en parler. Un jour, il m'a dit que s'il n'y avait pas de juifs, il n'y aurait pas de problème... Il ne voulait pas en parler. Vous comprenez ce que je veux dire, docteur. Mon père était juif, mais pas ma mère. Je me suis toujours sentie juive. Je me suis toujours vécue comme juive. Non pas religieuse, mais juive. Alors même que ma mère ne l'était pas. Dans ma famille, on se moquait souvent de moi, avec cette histoire. Je vous en dis des choses, docteur. J'étais venue pour le vaccin de la grippe. Mais les migrants, que je vois régulièrement et avec qui je travaille pour l'alphabétisation, me bousculent. Quelque chose se réveille en moi à leur contact. Un jour, un jeune Érythréen a voulu m'appeler « maman ». Je l'ai très mal supporté. Je ne voulais pas être sa mère. Je lui ai dit que j'étais quelqu'un comme lui. Quelqu'un qui cherchait une terre où se poser. Mais ce n'est pas le fond de l'histoire. Ces rencontres avec ces migrants, c'est comme si cela me poussait à prendre des risques. Oui, à me risquer. Je suis bousculée.

– Mais qu'est-ce qui se bouscule là ? Qu'est-ce qui vous arrive ?

– C'est l'histoire de mon père. Aujourd'hui, au contact de tous ces migrants, quelque chose vient. C'est comme si je voulais vivre ce que mon père n'a pas voulu, n'a pas pu vivre. Le fait d'être juif.

Si l'humilité est l'une des clefs d'une bonne pratique médicale, il m'est arrivé de l'oublier. Mes patients peuvent se charger de me le rappeler.

Tout pour lui

Une patiente de 80 ans, qui arrive en boitant. À son âge, sans notion de chute, le premier diagnostic à évoquer est une poussée douloureuse d'arthrose de hanche. Un examen rapide confirme cette impression. Je lui propose de faire une prise de sang pour m'assurer qu'il n'y a pas de syndrome inflammatoire, une radiographie du bassin et de la hanche pour faire le point sur cette arthrose ainsi qu'un traitement antalgique avant de la revoir avec les résultats.

Les jours passent. Contrairement à son habitude, aucune nouvelle. Un mois, deux mois, trois mois, rien.

Nous sommes maintenant au mois de juin 2017, juste après l'élection. Sur le marché Monge, je l'aperçois, marchant très bien, apparemment sans aucune gêne, traînant allègrement son cabas derrière elle. M'approchant d'elle, la conversation s'engage.

– Vous avez l'air d'être en forme. Mon traitement vous a fait du bien.

– Votre traitement ? Ah mais, docteur, je ne l'ai pas pris.

– Vous avez fait la radiographie, quand même ? Je n'ai pas eu de nouvelles.

– La radio ? Non, pas faite non plus.

– Comment ça ? Et cette amélioration quasi miraculeuse ? Ce n'est tout de même pas Macron ?

Elle se tient bien droite sur ses deux jambes, et son visage s'illumine :

– Docteur, il a tout pour lui.

Notre époque est vécue comme celle des incertitudes, de la peur, de la perte. Chacun de mes patients trouve ses points de repère et de sécurité comme il le peut. Et voici que…

Si elle brûle

Une patiente qui doit avoir 65 ans, toujours en activité. Régulièrement angoissée, elle se présente à la consultation avec les résultats de son bilan sanguin.

Elle est en état de choc. Habitant le quartier, la veille, depuis la fenêtre de sa chambre elle a assisté, impuissante, au spectacle du brasier de Notre-Dame. Au-delà de la sidération première, c'est un sentiment d'insécurité qui domine, et qui l'étreint. Avec Notre-Dame, elle se sentait en sécurité. Se rendant au travail, elle s'arrêtait tous les jours quelques instants sur un banc du square Jean-XXIII. Son éducation chrétienne chez les sœurs est cependant bien loin. Comme beaucoup de sa génération, elle se déclare non croyante.

– Tout ça n'est plus mon truc, docteur.

Cela ne l'empêchait pas certains jours de passer le porche et de sentir combien ce vaisseau est habité par quelque chose d'insaisissable. Ne serait-ce pas l'âme de tous ceux qui, à travers les siècles, ont comme elle foulé ce parvis ? Elle ne croit plus en rien, mais Notre-Dame c'est Notre-Dame. Imaginer qu'elle ne puisse plus compter sur elle, ce n'est pas pensable.

Elle dit se trouver dans une situation de vulnérabilité absolue. Ce lieu, cet édifice, cette cathédrale a valeur de protection pour elle et voici que le bouclier est devenu cendre.

Ce jour-là, c'est comme un cri :

– Si Notre-Dame brûle, alors tout peut arriver !

Rien ne garantit la pérennité de la relation médecin-malade. Elle ne survit pas toujours à la guérison. Quand cette relation explose, je dois me souvenir que mon ego est ailleurs.

Lui faire la peau

Une patiente qui doit avoir 80 ans, qui vit seule, et qui se trouve avoir eu un cancer du sein il y a vingt ans. Dix ans plus tard, un autre cancer du sein, et un troisième il y a deux ans. Deux de ses sœurs en sont mortes. Elle est légitimement très angoissée, si l'on considère ce contexte.

Tout au long de ces années, je l'ai suivie et accompagnée. Des relations de proximité se sont établies. Elle m'envoyait régulièrement des cartes postales de Bretagne, me conseillait des expositions qu'elle trouvait intéressantes.

Durant toutes ces années, je me suis rendu disponible pour l'accompagner dans ce parcours médical pour le moins chargé d'inquiétudes et d'angoisse. À chaque fois elle se relevait.

Avant les vacances de Noël, elle me montre une lésion nouvellement apparue sur sa jambe gauche. Lésion à surveiller, sachant qu'elle avait déjà eu plusieurs carcinomes basocellulaires. Je l'encourage à partir en vacances et lui propose de revoir cela à son retour de Bretagne, pour ne rien négliger.

En Bretagne, la lésion évoluant, elle consulte un dermatologue. Grand branle-bas de combat. Il faut rentrer à Paris. Intervention.

Sur ce, elle vient me voir, et :

– Je viens vous dire que je suis extrêmement mécontente, je ne peux plus vous faire confiance. Vous avez joué avec ma vie. Je vais changer de médecin.

– Si la confiance n'est plus là, en effet… Rien n'est possible sans la confiance.

– Vous ne m'avez pas dit qu'il fallait surveiller cette lésion.

– Je vous ai vue le 15 décembre, je vous ai dit qu'on se reverrait à votre retour pour s'en occuper.

Vous avez très légitimement consulté un médecin devant l'évolution de cette lésion.

– Vous savez très bien qu'avec tous les cancers que j'ai eus, j'aurais pu avoir des métastases.

– Je suis heureux que vous ayez été prise en charge dans de bonnes conditions.

Elle me quitte visiblement très en colère, et culpabilisatrice.

Celui qui était là, toujours présent, qui se déplaçait à domicile quand elle avait la moindre fièvre ou angoisse, était aujourd'hui désigné comme le responsable de ce carcinome de trop. Son angoisse flambant à cette occasion, ma fonction de bouclier n'opérait plus. Subjectivement, celui qui malgré tout la protégeait jusque-là de la mort avait failli. Il fallait bien le montrer du doigt. Celui-là, sans jeu de mots, il fallait lui faire la peau.

Un médicament prescrit peut avoir des effets secondaires indésirables. Que dois-je faire face à un tel embarras ? Rester au plus près du vivant.

Il faut arrêter ça, docteur

Visite auprès de Madame T., âgée de 84 ans, hypertendue et qui présente des séquelles d'une hémiplégie, pour un renouvellement d'ordonnance.

À peine suis-je arrivé que Madame T. m'oriente vers ce qui pour elle justifie cette rencontre.

– Docteur, il faut arrêter ça.

– Arrêter ça ? Que voulez-vous dire ?

– Le Sifrol, ce médicament que m'a prescrit le neurologue de l'hôpital. Regardez, docteur.

C'est alors qu'elle me montre sur la notice la liste des effets secondaires de ce médicament. Deux effets possibles sont entourés en rouge : « hypersexualité » et « troubles de la libido ».

– Arrêter ça ? Comment ça ?

– La nuit, je ne dors plus. J'ai beau me lever, boire un verre d'eau froide, marcher, essayer de lire. Rien n'y fait. Docteur, je suis veuve depuis plus de vingt-cinq ans, je n'ai eu qu'un homme dans ma vie, mon mari, ce n'est pas raisonnable.

Que faire ? Que répondre à une demande pour le moins inattendue ? Ce qui vient.

– Madame, vous êtes vivante.

– Oui, mais quand même, il faut arrêter ça, docteur.

J'aperçois sur sa table de nuit une biographie de François Mauriac.

– Vous aimez Mauriac ?

– Ah oui, docteur. Nul n'écrit comme lui, même s'il reste un homme d'un autre siècle. Sa vie, son œuvre sont traversées par la culpabilité. Il nous parle d'un Dieu dont on ne voudrait plus aujourd'hui. Et puis ceci : « La peur est le commencement de la sagesse », ou bien encore : « Rien ne dérange davantage une vie que l'amour. » C'est complexe tout ça, docteur.

– En effet, c'est complexe. Vous semblez aimer les grands personnages.

– Oui, vraiment. J'ai lu récemment dans un hors-série du *Monde* un article sur le général de Gaulle. De là d'où il venait, d'une famille traditionnelle, militaire, respectueuse de la hiérarchie… Il aurait dû suivre Pétain. Eh bien non, lui, de Gaulle, est sorti des rails.

– Sorti des rails ?

– Pour mon ordonnance, docteur, il faut arrêter le Sifrol.

– Je comprends, mais ce Sifrol vous a été ordonné par le neurologue. Il me semble que vous avez bientôt rendez-vous avec lui. Peut-être pourriez-vous lui en parler ?

– J'avais rendez-vous avec lui la semaine dernière, mais je l'ai oublié.

Ouvrir la porte de mon cabinet, c'est l'ouvrir à toutes les composantes de la population parisienne. Ce patient très averti des conséquences de ses pratiques sexuelles m'engage à l'interroger sur ce qu'il vit.

Ipergay

Un patient à forte personnalité, que j'ai connu très extraverti, aussi bien sur le plan vestimentaire que du langage. Il m'explique qu'il participe au protocole « Ipergay », que je découvre grâce à lui. J'avoue que je n'étais pas informé. Il y a tant et tant de protocoles en cours en médecine, dans tous les domaines.

Il a été mis en place à l'hôpital Saint-Louis dans le cadre de la réduction des risques pour des personnes qui se trouveraient particulièrement exposées à la contamination par le VIH. Un traitement médicamenteux est ainsi proposé conjointement à cette situation à risque. Déjà expérimenté aux États-Unis, en Australie et en bien d'autres pays, ce traitement aurait fait ses preuves.

– Docteur, nous, nous sommes gays, « hypergays », des vrais. On y va. Vous voyez.

– Je ne sais pas si je vois, mais je comprends. Comment se passe ce protocole ?

C'est alors qu'il me montre sur son téléphone portable des courbes d'une extrême précision sur la baisse significative de l'incidence des contaminations dans les groupes gays, pouvant aller jusqu'à 86 %. Dans le groupe auquel il appartient, cette prévention, prescrite et bien observée, approche les 100 % de protection. Je le remercie de m'avoir apporté des informations aussi précises qu'encourageantes.

– Et vous, comment faites-vous concrètement ?

– Moi, je fais comme on me dit. Je prends deux comprimés de Truvada deux heures avant l'exposition, puis un comprimé vingt-quatre heures et quarante-huit heures après. Comme ça, je suis tranquille.

Trois mois plus tard, un de ses amis se présente à la consultation. D'emblée, il se décrit lui aussi comme gay, « hyperhypergay ».

– Moi, je ne me pose pas de questions. J'en prends tous les jours et je fais un bilan complet d'IST tous les trois mois.

– Combien ça coûte ?

– Je ne sais pas, c'est gratuit.

– D'un certain point de vue, on pourrait dire que l'État vous paye une Mercedes blindée pour faire des excès de vitesse.

– Ben, oui. C'est un peu vrai ce que vous dites.

Un an plus tard, une formation médicale nous est proposée à l'Hôtel-Dieu sur cette question. Un PowerPoint présente l'intérêt de ce traitement préventif.

Je savais déjà tout, bien informé par mon patient. Quinze mille personnes bénéficient du traitement, l'objectif serait d'arriver à cinquante mille. La mise en place de ce traitement étant initiée par des équipes hospitalières ou des centres spécialisés, l'enjeu serait de faire entrer les médecins généralistes dans un réseau de suivi et de prescription de cette PrEP – c'est son nom[4].

Je n'avais pas besoin d'être convaincu sur l'intérêt majeur de cette thérapeutique. Mon patient m'avait je dirais presque converti, par son enthousiasme, son engagement et l'objectivité des chiffres annoncés. Sans conteste, elle permet de réduire de façon spectaculaire la propagation du VIH dans une population qui de fait s'expose particulièrement.

Des membres d'associations, des infectiologues, une étudiante en thèse sur le sujet, une responsable du réseau ont pu développer leurs projets et évoquer la place que nous, généralistes, pourrions prendre en les rejoignant dans cette aventure. Mais ce soir-là, je n'ai pas osé intervenir et partager une question qui me venait à l'esprit en entendant leur légitime satisfaction : les courbes d'incidence parlaient d'elles-mêmes.

J'avais bien compris que la priorité était d'effondrer le nombre de nouvelles contaminations par le VIH, mais où et comment trouver une place pour

---

4 —. PrEP : acronyme de l'anglais *pre-exposure prophylaxis*, prophylaxie pré-exposition.

une personne qui s'interroge ou qui serait interrogée sur ce qu'elle engage de sa subjectivité, en s'exposant ainsi ?

Question aussi délicate que vertigineuse.

La société française nous protège. Quel prix sommes-nous prêts à payer pour bénéficier de cette protection ? Que se passe-t-il dans la tête de nos chers administrateurs, pour inventer de telles cases ? À l'occasion d'une visite à domicile, je suis confronté concrètement à une forme de dérive.

Oui/non, oui/non

Visite auprès d'un patient atteint d'une maladie de Parkinson depuis de nombreuses années. Au départ, je pensais qu'il s'agissait d'une visite de routine. Suivi et renouvellement d'ordonnance. Arrivant à son domicile, je trouve sur la commode du salon un dossier APA : allocation personnalisée d'autonomie. Tout de suite, je suis pris par une agitation intérieure que je ne maîtrise pas. C'est plus fort que moi. Ma légendaire allergie, en toutes saisons, face à tout ce qui touche à l'administration, se manifeste sans possibilité de retenue. Mon visage change de couleur, mon cœur s'accélère. Je ne sais plus que faire. Je sors de mes gonds et dis à sa femme que je ne me soumettrai pas une fois de plus à ce que notre société protectrice a cru bon d'inventer comme formulaires.

– Mais, docteur, si vous ne remplissez pas ce dossier pour mon mari, nous n'aurons pas l'allocation.

Situation typique de double contrainte. Le remplir à cet instant semble au-dessus de mes forces. Laisser ce dossier vide obligerait ce couple déjà durement touché par cette longue maladie à faire face à une difficulté administrative supplémentaire. Je crois avoir trouvé la solution.

– Madame, vous voyez, votre dossier : je le tamponne, je mets la date, je le signe et pour le reste, je vous laisse libre de le compléter.

– Mais enfin, docteur, vous croyez que cela soit possible ?

– Oui, vous ferez ce que vous voudrez. Je ne veux pas en entendre parler.

Sursaut de conscience. Ma signature, mon tampon.

J'engage ma responsabilité. Est-ce bien raisonnable? Je décide finalement de m'exécuter.

Me voici plongé dans une danse d'items dont certains sont classiques: âge, poids, taille, antécédents médicaux et chirurgicaux, situation familiale, protection juridique, traitements en cours, allergies, capacité ou non à effectuer les gestes de la vie courante: faire sa toilette, s'habiller, se nourrir. Apprécier le degré de déficiences sensorielles ou langagières. D'autres items qui vont suivre ne manquent pas de surprendre.

En effet, que faire avec les questions qui sont censées préciser les capacités de communication et le comportement du sujet que je devrais évaluer?

«La personne communique seule, sans stimulation, sans médiation et sans rappel à l'ordre? Oui/Non

Dans l'ensemble de ses activités et avec tous ses interlocuteurs? Oui/Non

De façon compréhensible, logique et sensible, conformément aux convenances et usages admis et acceptés dans la société sans exigence outre mesure? Oui/Non

De façon permanente dans le temps? Oui/Non

Comportement. La personne se comporte et agit seule sans stimulation, sans médiation, sans rappel à l'ordre ? Oui/Non

Dans l'ensemble de ses activités avec tous ses interlocuteurs ? Oui/Non

Conformément aux convenances et usages admis et acceptés en référence aux normes sociales, sans exigences outre mesure ? Oui/Non

De façon permanente dans le temps ? Oui/Non »

Cet homme élégamment vêtu, avec un joli nœud papillon, luttait chaque jour, pied à pied avec l'aide de sa femme, pour rester lui-même malgré cette maladie de Parkinson qui altérait progressivement depuis des années ses capacités motrices et cognitives.

Assis au pied de son lit, je me sens plus calme. Nos regards se croisent.

– Nous sommes bien d'accord, en aucun cas vous ne répondez « aux convenances et usages admis et acceptés en référence aux normes sociales, sans exigence outre mesure ». Qu'est-ce que c'est que ce nœud papillon ?

Il sourit.

– C'est donc « Non » partout. Vous n'êtes pas

conforme aux normes en vigueur dans la société. Vous êtes décalé. Pas de doute, ce nœud papillon va vous valoir beaucoup de points.

À nouveau, il sourit.

J'ai rempli ce document papier, cochant « Non » à toutes les cases – et elles sont nombreuses – qui ont la prétention d'évaluer une personne à partir de sa soumission à des convenances et des usages admis et acceptés dans la société.

Nous nous sommes salués. J'ai poursuivi ma tournée de visites à domicile. J'ai su beaucoup plus tard que l'APA lui avait été accordée.

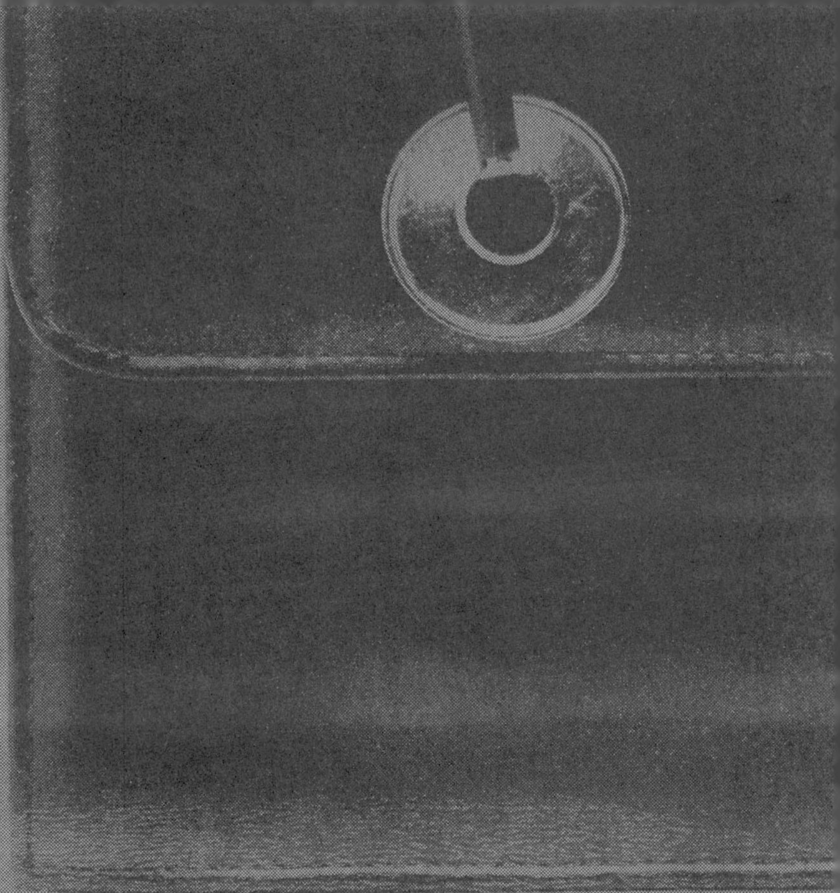

La valse des repères

Printemps 2020. Un virus responsable d'un syndrome respiratoire déferle sur nos contrées. La médecine, nos gouvernants, nous tous, nous sommes pris de court. Tout s'accélère. Qui croire ? Que dire ? Confinement. Restrictions. Interdits sanitaires. Une seule certitude : comme mes collègues, je navigue à vue.

Rapidement engagé dans le centre d'accueil Covid de la mairie du Ve, qui deviendra centre de vaccination, je décide ensuite de laisser cette activité à d'autres – pour assurer une continuité de soins à plein temps à mon cabinet. Mais c'est au domicile des patients, à l'occasion de nombreuses visites, que j'ai pu constater comment ce virus venait impacter la subjectivité des uns et des autres. Chacun cherchant une solution et élaborant un discours face à des repères qui vacillent.

Je suis bien embarrassé quand une jeune femme me demande conseil, alors que son père est en fin de vie dans un EHPAD où de nombreuses personnes sont atteintes par le Covid-19. Se protéger, protéger l'autre ? Comment, face aux ordres et contre-ordres, trouver la force et le courage d'être vivant ?

Au temps incertain du Covid

« Compte tenu du caractère très évolutif de l'épidémie du Covid-19, et dans le respect des recommandations régionales visant à protéger les personnes fragiles et le personnel d'une infection Covid-19, interdiction des visites dans notre établissement. »

Appel d'une jeune femme de 39 ans. On vient de lui apprendre au téléphone que les jours de son père sont comptés. Souffrant depuis des années d'un syndrome neurodégénératif apparenté à une maladie d'Alzheimer, il est depuis quelques semaines hospitalisé dans un centre gériatrique. Et se trouve maintenant confiné au quatrième étage, dans une unité Covid-19 réservée aux nombreux pensionnaires atteints par le virus, qui s'est introduit sournoisement dans ce lieu de soins.

Cette jeune femme est enceinte de cinq mois, et la pression de l'entourage est très forte pour la dissuader de se rendre auprès de lui. Toutes les visites sont d'ailleurs interdites. Le bandeau que l'on peut lire sur le site de l'établissement se veut explicite.

Tout se brouille dans sa tête. Emportée dans un tourbillon émotionnel, elle ne sait plus que penser, que faire.

Pourtant, elle me dit :

– C'est mon droit d'aller dire au revoir à mon père, non ? Personne ne peut m'en empêcher.

Vient alors l'autre face de la torture interne.

– Mais réellement, est-ce que je prends des risques pour moi, pour mon enfant ? Mes parents sont séparés. Ma mère, ayant plus de 70 ans, fragile elle aussi, ne pourra se rendre auprès de lui. Mon frère est en

Argentine, je suis la seule à pouvoir encore aller jusqu'à lui… Je ne sais plus où j'en suis.

Nous sommes au cœur d'une double contrainte. Au milieu de ces interdits sanitaires, de ces obligations sécuritaires, comment donner droit à ce qui fait de nous, les humains, des êtres de relation ? Comment ne rien lâcher de ce qu'il en est du symbolique ?

Et moi de lui répondre :

– Pourquoi n'iriez-vous pas jusqu'à la porte de cet hôpital ? Par ce déplacement jusqu'à une limite imposée, vous pourriez être avec lui, au plus proche possible. Lui dans le coma, vous présente à tout ce qui vous habite, dans cette fidélité à la vie qui vous a été donnée. Que savons-nous des forces de l'esprit ?

Elle semble adhérer à cette proposition. Je lui demande de me laisser un message quand elle sera au pied de l'hôpital, pour que je puisse être avec elle, en pensée, et avec son père, que j'ai bien connu il y a plus de vingt ans.

Le lendemain, je reçois ce message :

« Le médecin qui s'occupe de papa pense que si je viens, ce serait bien d'aller jusqu'à sa chambre.

Sinon, selon lui, je devrais rester enfermée dans la voiture, sur le parking, vitres fermées, et même ça c'est compliqué, avec les ambulances qui circulent sans arrêt... Mais il me propose aussi de voir mon père par WhatsApp une fois que j'y serai. Je me demande si, du coup, il ne serait pas mieux d'aller au bout et d'aller dans sa chambre... »

Je ne peux lui répondre qu'une seule chose :

« Oui, vous êtes seule pour prendre la décision, mais faites-vous confiance. Votre décision sera la bonne. »

Le lendemain, à 10 h 32, nouveau message :

« Docteur, pour vous dire que je me suis engueulée ce matin avec une sorte de coordinatrice qui m'a appelée en pensant organiser un WhatsApp sur le parking. Quand je lui ai dit que je comptais aller jusqu'à la chambre, elle a tout fait pour m'en dissuader et me faire flipper. J'ai dû lui rappeler que j'étais dans mon droit, mais c'était tendu. Le médecin doit me recontacter pour en reparler, je voulais vous tenir au courant. Ils tiennent un discours tellement alarmiste qu'on a l'impression d'être suicidaire. »

Je la rappelle. Je l'écoute et essaie avec elle d'entendre ce qui l'anime au plus profond de ces injonctions contradictoires. Revient une question. La question. *Qu'est-ce que je risque vraiment?* Bien difficile, pour ne pas dire sans réponse évidente.

J'ose lui dire que si elle va jusqu'au bout, avec des surchaussures, un masque, des gants, une surblouse, qu'elle ne touche à rien, qu'elle demande à ce qu'on lui ouvre les portes et qu'on les lui referme, de mon point de vue, elle ne prendra pratiquement aucun risque, si ce n'est celui d'Exister, d'être Vivante.

Nous nous quittons non sans avoir convenu qu'elle me tienne au courant.

Le jour même à 18 h 35, un SMS :

« Pour vous dire que j'ai vu mon père, je suis restée un moment avec lui. C'était bien de pouvoir le faire et de lui dire au revoir. Merci pour vos encouragements. »

Message de mon secrétariat. Appel, cette fois d'une mère pour sa fille de 20 ans qui ne supporte plus le confinement. Je dois apprécier le degré d'urgence et dire quelque chose, en ces temps où, plus que jamais, on ne sait rien.

Les tourments de Marianne

Je connais cette femme et sa fille, Marianne, depuis une quinzaine d'années. Très occupé en ces temps de Covid, je ne réponds pas à leur message le jour même.

Le lendemain matin, nouvel appel de la mère. La rappeler absolument aujourd'hui. Plus le temps passe, plus cela empire. Elle est très inquiète. L'état de santé de sa fille se propage à toute la famille.

Nous sommes en plein confinement. Au téléphone, j'apprends que Marianne n'a plus vu son bien-aimé depuis deux mois. Ce n'est plus supportable. Elle veut le voir, le toucher, être avec lui.

Les parents du garçon auraient envisagé de louer un appartement pour que les deux étudiants tourtereaux puissent vivre leur vie en cette période de contrainte. Il y a deux jours, ils se seraient rétractés. Pour des raisons que je ne connais pas, ils n'auraient pas donné suite à ce projet mirobolant, trop beau pour avoir des chances de se réaliser. Et pourtant, elle y croyait dur comme fer. Aller retrouver ce garçon, dans ce lieu proposé par les parents de son amoureux. Sortir de la maison. Mettre fin à ce vide, cette absence. Respirer l'air du dehors. Elle n'avait plus que cela en tête. Et voici que ce projet onirique se dissolvait. C'est la crise. L'absolu insupportable. La mère, au bord du gouffre, m'appelle au secours.

– Que dois-je faire, docteur? Je crois que je vais accepter que ce garçon vienne dormir à la maison.

Vient de suite la question qui hante notre époque.

– Mais ne va-t-il pas venir avec le virus? Qu'en pensez-vous, docteur?

– C'est toujours possible. Si l'on nous demande de rester confinés à la maison, c'est bien pour faire barrière à la circulation du virus.

– Mais ma fille ne peut plus supporter cette attente. L'ambiance à la maison est devenue infernale. Ce n'est plus possible. Je vais craquer. Comme je l'ai dit à votre secrétaire, son mal-être se propage à toute la famille.

– La famille ? Quelle famille ?

– Elle et moi, docteur.

– Le garçon, que dit-il ?

– Lui, il dit qu'il va venir.

Je demande à parler à la jeune fille, qui est juste à côté de sa mère.

– Êtes-vous prête, en faisant venir dans l'appartement familial une personne de l'extérieur, à franchir la ligne jaune des règles imposées par la présence de ce virus qui plane au-dessus de nos têtes ?

Tout en lui posant la question, au fond de moi, au-delà des légitimes injonctions sécuritaires et des peurs que ce virus engendre, il m'apparaît que cette situation met chacun face à des tensions qui vont bien au-delà des risques encourus du fait de cette pandémie.

Les parents, chacun à leur façon, voudraient régler une question d'enfants qu'ils ne peuvent plus tenir. Pour eux, il s'agit toujours d'enfants. Enfants qui créeraient un climat devenu ingérable.

Pour la jeune fille, qu'en est-il finalement ?

Est-elle face à un vide que ce jeune homme devrait combler ?

Devant cette frustration évidente, est-elle une enfant gâtée ou est-elle agie par une pulsion pour que la vie l'emporte ?

Tenir ? Pour elle, tenir, ne voudrait-il pas aussi dire partir ? Quitter ? Mais où et comment partir ?

Rester ? Serait-elle capable de traverser cette situation non choisie en tissant un fil de vie dans cette expérience de l'absence ?

Je lui dis simplement qu'elle a 20 ans. Qu'elle est adulte. Que je comprends combien c'est difficile pour elle. Que la connaissant depuis sa petite enfance, sachant toutes les épreuves qu'elle a déjà affrontées jusqu'à l'apparition du virus, je ne doute pas qu'elle puisse trouver une solution qui donne droit à la vie qui l'anime, malgré tout. Au-delà de cet enfermement.

– Je vais y réfléchir, me dit-elle.

Me revenait alors à l'esprit une phrase de Philippe Jaccottet.

« La Patience qui signifie avoir vécu, avoir peiné, avoir "tenu" : avec modestie, endurance, mais sans révolte, ni indifférence, ni désespoir, comme si, de cette patience, on attendait tout de même un enrichissement ; à croire qu'elle permettrait de s'imprégner sourdement de la seule lumière qui compte… »

Au début, ce n'était qu'une histoire asiatique, bien loin de notre Vieille Europe. Et voici que le virus s'infiltre en des territoires singuliers. Il vient toucher chacun au cœur de sa vie. Comment cheminer avec celui ou celle qui vient jusqu'à moi ? Avec quelle boussole ?

Attendons le 25

Cette femme enseigne dans un collège en Seine-Saint-Denis. Une affectation qui ne doit rien au hasard. Après une formation d'enseignante spécialisée, elle a souhaité s'investir auprès de jeunes particulièrement en difficulté dans un établissement que certains qualifient de « difficile ». Cet engagement s'inscrit chez elle dans une démarche militante.

Le fameux virus faisant irruption, elle s'est mise très rapidement à jongler avec les plateformes de télétravail, assurant, comme la majorité de ses collègues, un enseignement à distance.

Elle vient d'apprendre que son collège devrait rouvrir le 25 mai et tout d'un coup elle est prise d'inquiétude, de grandes interrogations, parce que, dit-elle, elle va devoir prendre la ligne 13. Retrouver son collège, ses élèves, oui, mais emprunter cette ligne de métro, ce n'est pas possible. Elle voudrait savoir si elle ne serait pas phobique par rapport à ce virus, ou si, réellement, il n'y aurait pas un vrai danger. Elle s'interroge. En proie à des circonvolutions autour d'une décision à prendre, je sens bien qu'elle voudrait me dire la chose sans être sûre que c'est cela qu'elle voudrait dire. Je perçois chez elle un combat intérieur entre sa volonté d'aller enseigner et son incapacité à prendre cette ligne 13. Je suis censé lui dire s'il s'agit pour elle d'une «virusophobie» ou si le risque réel d'être contaminée est bien là. Je sens qu'elle n'ose pas dire qu'un arrêt de travail pourrait la soulager.

Brutalement, je l'informe:

– Je suis désolé, mais vous n'appartenez pas à la catégorie des personnes à risque. Pour un certificat, cela va être délicat. Mais soyons très clairs, dans la situation qui est la vôtre, si vous n'arrivez pas à traverser la peur qui vous étreint, il faudra bien que nous trouvions ensemble une solution. Mais l'enjeu, quel est-il finalement ? Dois-je vous mettre dans la case « phobique » ? Non, vous n'êtes pas malade. Vous qui avez une conscience politique, qui avez fait des choix forts, qui avez choisi d'aller en Seine-Saint-Denis pour enseigner dans une zone d'enseignement prioritaire, vous vous trouvez effectivement devoir affronter une peur qui se cristallise sur cette ligne 13, alors même que vous avez pris des engagements qui vous honorent. En même temps, je vais vous parler franchement. Vous qui travaillez dans une grande administration, si je signe un certificat, grâce à l'Éducation nationale, votre salaire vous sera toujours versé. Quand de nombreuses personnes, si elles ne vont pas travailler, elles, ne seront pas payées. Je pense à ces livreurs autoentrepreneurs par exemple. Pas le choix, ils y vont. Soyez tranquille, s'il le faut, je ferai le certificat, mais une chose est sûre : vous n'êtes pas malade.

Tout à coup, saisie d'une extrême émotion, elle me dit :

– J'ai été très hygiéniste pendant quelques années après la mort de mon frère, emporté par le sida.

Il est vrai qu'en 1986, avec le diagnostic de toxoplasmose cérébrale chez son frère, j'avais été pour la première fois confronté à un cas de VIH. Sans traitement efficace disponible à l'époque, comme beaucoup, il ne résista pas à la maladie. Cela est resté dans l'histoire de la famille, et particulièrement chez elle, d'une violence sans nom. Elle avait réussi à dépasser ce traumatisme, mais, cette fois, par la faute du Covid-19 revient au galop la question du virus sous une autre forme.

– Peut-être ai-je été un peu vif en vous parlant de votre statut de fonctionnaire par rapport à celui d'autres professions ?

– Non, je sais que vous ne maniez pas la langue de bois, c'est pour cela que je viens vous voir.

– N'y aurait-il pas un autre moyen pour vous y rendre ? N'habitez-vous pas dans le nord de Paris ? N'êtes-vous pas venue jusqu'à moi à vélo, aujourd'hui ?

– Oui, c'est vrai. Mais j'ai l'impression que même à vélo, je ne serais pas tranquille.

Je me trouve moi aussi face à un choix. Considérant tout ce que je sais d'elle, dois-je entendre son inquiétude et son incapacité et lui proposer un certificat, ou m'en tenir strictement à la liste des personnes qui, selon les recommandations de la Haute Autorité de santé, sont considérées comme à risque, et ainsi lui signifier qu'elle ne peut prétendre à un arrêt de travail ?

De fait, face à son engagement politique en même temps que son incapacité à affronter le virus, il m'a semblé qu'il ne s'agissait pas chez elle d'un manque de courage, mais qu'elle était travaillée bien au-delà, en des lieux où l'histoire de son frère faisait retour. Elle croyait avoir réussi à dépasser cette douleur et voilà qu'elle se trouvait en prise directe avec ce que le Covid-19 réveillait en elle.

En 1986, le VIH était toujours mortel. Le Covid-19, aujourd'hui, peut l'être, mais il vient frapper tout autrement. Beaucoup associent ce virus à la mort. Cette personne, elle, n'était pas tranquille, tout en sachant que ce virus avait peu de chance de la tuer. Mais comment panser cette douleur, cette plaie béante qui s'ouvrait à nouveau ?

Alors que je lui dis que l'arrêt de travail serait possible, grand silence, et :

– Je préfère réfléchir, me dit-elle. Attendons le 25 mai. Il faut que s'éteigne en moi l'incendie provoqué par le Covid-19.

Chacun fait face avec ses propres moyens. Au sommet de l'État, on voudrait nous mobiliser. Je continue mes visites à domicile. Et je suis face à un homme qui aimerait bien choisir son terrain de combat.

De quelle guerre parle-t-on ?

> *« C'est quoi une vie d'homme ? Un combat de l'ombre et de la lumière. C'est la lutte entre l'espoir et le désespoir, entre la lucidité et la ferveur. Je suis du côté de l'espérance mais d'une espérance conquise, lucide, hors de toute naïveté. »*
>
> **Aimé Césaire**

Le 16 mars 2020, à l'occasion d'une de ses interventions télévisées, le président de la République prononce solennellement le mot « guerre ». Comment ce signifiant peut-il résonner en chacun d'entre nous ?

Il vient percuter cet ancien correspondant de guerre d'une grande agence de presse à un moment où tout s'effondre. La retraite ayant déjà fissuré l'équilibre du gaillard, voici qu'une rupture sentimentale fait exploser toute l'économie psychique de cette grande gueule au cœur d'enfant. La douleur n'est qu'un cri. Les bouteilles vides de whisky irlandais s'accumulent au pied de l'écran de télévision, ne trouvant personne pour les mener jusqu'à la poubelle. Le sol supporte tout ce qui ne peut tomber plus bas. La chute est vertigineuse.

BFM TV passe en boucle. Je lui demande de bien vouloir baisser un petit peu le son. Opération délicate, la télécommande ayant disparu. Nous voici embarqués dans une chasse au boîtier.

Le genou à terre, il me dit :

– Ce virus, c'est comme s'il n'y avait plus que lui dans la vie. Écouter la situation du monde ? Oui, mais pour moi c'est la solitude et ce terrible sentiment d'impuissance. Si je pouvais le voir, ce virus, j'irais lui taper sur la gueule. En 14, je serais monté au front. Mais là, on ne voit pas l'ennemi.

Ce virus est invisible, impalpable, intouchable. Contre qui voulez-vous que j'aille me battre? L'ennemi aujourd'hui c'est l'autre. Mon voisin, mon commerçant, mon père âgé. Je ne dois plus les approcher. On nous dit d'être unis, de suivre tous ensemble un même chemin, de ne céder à aucune panique, aucune peur, aucune facilité. Mais comme les Gaulois, le ciel nous tombe sur la tête. Ce virus nous met face au vide. Il nous dit que l'on ne sait rien. Alors, quel chemin prendre?

– Qu'est-ce qui vous fait peur, désormais?

– Le virus ne me fait pas peur. Ce qui me fait peur c'est la solitude, le manque d'amour, l'absence de celle que j'adorais. Non, ce n'est même pas de la peur. J'ai mal, affreusement mal. Je dois me battre contre moi-même, contre mes angoisses, avec cette douleur qui ne me quitte pas.

– Vous avez pris des risques dans votre vie, sur le terrain, au Salvador, en Pologne, en Afghanistan, au Liban, en Syrie, que sais-je encore. Un homme au cœur de l'Histoire.

– Non, j'étais au service du peuple, de la connaissance, pour témoigner. Je crains que le monde d'aujourd'hui ne soit encore plus pourri qu'à l'époque.

La guerre ne m'a jamais passionné. J'ai toujours eu peur, mais une peur raisonnée. Je prenais des risques calculés. Pas comme ces photographes qui prennent des risques à la hauteur de leur jouissance quand les balles sifflent à leurs oreilles.

– Quel risque prenez-vous pour votre vie, aujourd'hui ?

– Face au virus, je ne prends aucun risque. Je suis confiné. Je vais à l'épicerie à cent mètres de chez moi. Je vis seul. Je suis seul. Mon ennemi, ce n'est pas l'autre. Je suis mon propre ennemi. En guerre contre moi-même. Je connais mes faiblesses, et j'ai peur. Parce que je ne peux plus rien calculer. Je ne sais comment faire. Je n'arrive pas à me raisonner, je pars à la dérive… J'ai perdu la plus belle des compagnes.

Je sais combien il est difficile et peu rentable de faire des visites au domicile des patients. Mais nulle part ailleurs je ne trouverais une telle diversité de lieux, de situations, d'êtres humains…

Une bulle

Lundi 25 mai 2020, fin du premier confinement. Je laisse mon scooter au bas d'un immeuble de la rue Jacob. Les galeries et boutiques de décoration sont encore fermées. Chacun reprend à son rythme et selon ses possibilités.

Cette jeune femme n'a pas quitté son appartement pendant trois mois. Bouleversement pour elle qui, malgré ses 94 ans, sortait tous les jours avec son majordome chercher un livre dans une librairie du boulevard Saint-Germain et s'arrêter déjeuner dans un des nombreux restaurants du quartier.

Son genou, sans doute pas assez mobilisé ces dernières semaines, s'étant enraidi, je suis appelé pour faire le point sur cette gonalgie invalidante.

Son majordome s'est employé durant toute cette période à ce que les règles de distanciation sociale soient respectées à la lettre. Je fais partie, avec son infirmière, de ceux qui sont autorisés à passer le pas de la porte. Après avoir laissé mes chaussures sur le paillasson, m'être lavé les mains et les avoir enduites du sacro-saint gel hydroalcoolique, je traverse le grand salon et me dirige vers la cuisine, la pièce qui en fin de compte lui tient lieu de quartier général. Sur la table, des revues d'art côtoient *Alcools*, de Guillaume Apollinaire, et *Un barrage contre le Pacifique*, de Marguerite Duras.

Alors que je m'approche d'elle, elle me tend ses deux mains.

– Je suis vraiment désolé, madame, mais je ne peux vous serrer les mains.

Et elle, avec son habituel air malicieux :

– Mais, docteur, que vous est-il donc arrivé ?

Je suis un être humain, avec mes limites, face aux limites de l'autre. Les étincelles ne sont jamais loin.

Se soumettre ou pas

En plein Covid, surchargé d'appels et de stress, de demandes dans tous les sens. Coup de téléphone d'une de mes patientes qui a mon numéro de portable. Il faut dire que j'ai été très proche d'elle et de son mari, emporté un an auparavant, d'une tumeur cérébrale. Elle est toujours sous le choc. Incompréhension, révolte, colère, abattement.

Elle m'appelle parce que la gynécologue de sa fille qui se trouve être enceinte lui a dit qu'il faut faire un dosage des anticorps de la varicelle. Chez sa fille et tous les membres de la famille. Elle me demande en urgence une prescription de cette sérologie en plusieurs exemplaires.

J'étais occupé à autre chose, j'étais fatigué. Je lui ai répondu un peu sèchement, voire très sèchement, que si la gynécologue de sa fille pensait que c'était nécessaire, elle pouvait faire cette prescription. Que je n'avais pas tous les éléments du dossier et que dans ces conditions je ne pouvais pas répondre à sa demande. D'autant que les recommandations pour le dosage des anticorps de la varicelle et la vaccination pour l'entourage d'une femme enceinte faisaient encore l'objet de débats entre experts. Tout cet ensemble, les conditions de la demande, ma non-disponibilité du moment ont fait que je l'ai renvoyée à la gynécologue de sa fille.

Elle a raccroché, visiblement contrariée, fâchée, même.

Deux mois plus tard, elle prend rendez-vous. Elle commence par me dire qu'elle n'a absolument pas compris mon attitude. Qu'elle a été extrêmement choquée. Qu'elle en a pleuré toute la journée. Qu'elle ne comprenait pas comment je pouvais être aussi brutal. Qu'elle ne s'attendait pas à cela de ma part.

Évidemment, ce n'est pas très agréable à entendre.

En effet, je n'avais pas répondu à sa demande, et sans doute sans prendre de pincettes. Me voici devant une décision. Rester sur une position fermée et passer à autre chose, ou respirer un grand coup, essayer de ramasser les morceaux et tenter de lui expliquer tranquillement comment nous en sommes arrivés là. Ce qui me demande un effort colossal, dans l'état de fatigue où je me trouve encore.

J'ai essayé de le faire, et je l'ai fait.

Je lui ai expliqué qu'elle avait interrompu, ce jour-là, ma consultation, et que je n'étais pas dans une disposition d'esprit qui me permette de répondre à sa demande. La facilité aurait été de lui envoyer par e-mail ses ordonnances, mais je n'ai pas voulu le faire.

– Oui, mais nous avons appelé un autre médecin. Lui a bien voulu faire les ordonnances sans discuter.

– Très bien. Je suis heureux que votre problème ait pu trouver une solution. Sachez que si j'ai été désagréable, je le regrette profondément. Oui, je peux comprendre votre inquiétude, je peux comprendre votre réaction. Mais je suis un être humain, avec mes limites.

Entre tentatives de déstabilisation et propos stupides, je dois parfois me cramponner.

Vaccin ? Vous croyez ?

Une femme de 51 ans, à quelques mois de la ménopause. Elle ne veut pas du vaccin.

– Pourquoi ne voulez-vous pas bénéficier de cette vaccination ?

– J'ai peur que ça me rende stérile.

– D'accord. Je suis votre médecin traitant depuis plus de vingt ans. Vous me connaissez, nous avons jusqu'ici toujours échangé gentiment. Mais aujourd'hui, vous tombez mal, je suis fatigué d'entendre chaque jour des sottises à propos du vaccin. Vous voyez, avec le courrier que je vais vous faire, vous allez vous rendre immédiatement au centre de vaccination qui se trouve dans le gymnase des

Patriarches, à côté de la place Monge. Soyons clairs. Nous ne pourrons nous reparler que quand vous aurez reçu votre première dose.

Le lendemain, au téléphone :

– Docteur, je suis allé au centre ce matin, ils ont contrôlé ma température, j'avais 38 °C. Ils m'ont fait un test PCR qui s'est heureusement révélé négatif. Je ne pourrai être vaccinée que dans dix jours.

Autre personnalité. Une femme de 60 ans.

– Je n'ai rien contre le vaccin. Mais je ne veux pas le faire maintenant. J'attends.

– Mais, vous attendez quoi ?

– J'attends le vaccin français.

– Le vaccin français ?… Plombé ! C'est fini.

– Oui, mais j'attends aussi que tout le monde soit vacciné pour être protégée.

Les bras m'en tombent.

– C'est formidable. Vous, au moins, vous avez intégré une information importante. C'est vrai que vous avez un niveau socioculturel élevé. Vous avez fait des études. Vous avez un bon métier, comme cadre dans l'administration. Vous êtes bien intégrée dans la société. Vous savez que se faire vacciner ça sert à quelque chose. Et pourtant, vous n'arrivez pas encore à jouer collectif. Bravo.

Un homme, posture plutôt militante. Ayant régulièrement des opinions tranchées sur tous les sujets.

– Vous êtes vacciné ?

– Non. Je ne veux pas de ce vaccin.

– Mais pourquoi ?

– Parce que c'est Macron qui l'a dit.

– Monsieur, là il faut être sérieux. Vous savez lire, vous savez écrire. Prenez votre plume et écrivez un pamphlet contre Macron. Vous connaissant, je ne doute pas que vous ne manquerez pas d'idées. Mais, s'il vous plaît, pas sur le vaccin.

... J'attends toujours son texte.

La suivante est plus drôle. Une femme de 85 ans, en pleine forme. Elle ne consulte pratiquement jamais.

– Docteur, j'ai confiance en vous. Vous êtes mon médecin traitant. C'est vrai que vous ne me voyez pratiquement jamais. Comme vous avez pu le constater, je bénéficie d'une très bonne santé. Je voudrais savoir, pour le vaccin. Qu'est-ce qu'il faut faire ?

– Comment cela ? Vous n'êtes pas vaccinée ?

– Non, non. Je suis venue pour que vous me disiez quel est votre sentiment dans cette affaire.

– Il faut vous faire vacciner. C'est important.

– Oui, sans doute, mais j'ai une très bonne immunité. C'est familial. Je ne sors pratiquement pas de chez moi. Je ne suis donc pas à risque, apparemment. Aussi, je ne voudrais pas que ce vaccin perturbe mes défenses… Voyez-vous, docteur, mon chauffe-eau, il a toujours très bien marché. Mais le mois dernier, on m'a obligée à le faire réviser. J'ai fait venir quelqu'un. Depuis cette intervention, il est toujours en panne. Il ne marche plus. Hier encore, j'ai dû prendre une douche froide.

– Alors là, madame, vous êtes trop mignonne. Il arrive que, devant certains propos que je considère comme stupides, je puisse devenir très méchant. Mais là, vous, vraiment… Faites ce que vous voulez.

Parfois la conversation est un peu plus longue. Elle dépasse le cadre de la simple consultation médicale. Surgissent ici la peur, la sagesse. Et derrière la tension, le combat d'une vie.

L'homme et sa forêt

Le respect strict du confinement avait vidé nos cabinets. Plus d'infarctus, d'accidents vasculaires cérébraux, de coliques néphrétiques, d'hypertension, de diabète, de cholestérol, de troubles du comportement alimentaire et, provisoirement, de vaccination… Il faut dire que ce Covid-19 nous occupait, durement, au téléphone, en téléconsultation ou, sans prévenir, en *live*. Les angoisses restaient confinées à la maison. Mais en cette veille du 11 mai, jour annoncé de la « libération » des particuliers, il semble que la peur de consulter son médecin pour des pathologies chroniques se fissure légèrement.

Première sortie après deux mois d'hibernation pour cet homme de 77 ans, hypertendu, souffrant d'une pathologie cardiaque. Il a intégré qu'il appartenait à la tribu des personnes à risque. Il est vrai qu'à son âge il ne pourra bientôt plus lire Tintin.

Cheveux longs, barbe foisonnante, confinement oblige, sa coiffure en friche donne à cet universitaire à la retraite, spécialiste des arbres, un petit air négligé qu'il n'a pas voulu.

La question de la tension artérielle et du renouvellement de son ordonnance réglée, arrive ce qui au fond travaille son corps, son âme depuis toujours – mais avec une acuité renforcée en ces temps où tout vacille.

– Docteur, j'ai peur.

– De quoi avez-vous peur ?

– Peur d'une pandémie plus forte.

– Plus forte, pourquoi ?

– Parce que celle-là est un avertissement. La prochaine sera plus dure encore. Le massacre de la nature va continuer. Ils sont prêts à réinvestir, pour relancer la machine. À se précipiter à nouveau dans le mur. Nous sommes gouvernés par des idiots. Non, pas des idiots : des âpres au gain. Je suis découragé… Regardez la forêt !

– La forêt ?

– Depuis des années, on publie des articles de haut niveau sur le sujet. Donnez-moi votre mail. Je vais vous les envoyer.

– Vous savez, ce n'est pas mon domaine…

– Des articles qui disent que déranger la vie des écosystèmes, cela s'apparente à une bombe atomique. Pénétrer les forêts tropicales, aller déranger les animaux et les végétaux, ça libère les virus qui vivaient là tranquillement. Il faut bien que ces virus trouvent de nouveaux milieux pour vivre. Ce sont des avertissements. Personne n'a pris ça au sérieux. Personne… J'insiste, ces articles sont écrits par de vrais scientifiques.

– Aujourd'hui, des scientifiques reconnus disent tout et son contraire au sujet du Covid-19. Qui croire ?

– Ceux dont je vous parle sont des gens crédibles.

– Ce virus vous fait-il peur, à vous, personnellement ?

– Je suis confiné à Paris. Mais dès que je le pourrai, je regagnerai ma forêt et n'en sortirai plus. Non, je n'ai pas peur, mais pour mes petits-enfants, c'est une tout autre histoire. J'ai l'impression de m'être battu toute ma vie pour la beauté, pour la nature. Vous le savez, vous qui me connaissez depuis si longtemps. J'ai planté deux arboretums. J'ai organisé des colloques. J'ai voulu célébrer la nature tout en alertant sur les questions du climat. Je me suis toujours battu. Beaucoup sont encore sceptiques. Doux rêves d'écolo…

– Il y a encore de belles forêts en France.

– Oui, oui. Mais depuis des années il y a une grave mortalité, due à la sécheresse. Les gens n'ont pas conscience du danger. Je pourrais multiplier les exemples. Une étude suisse, remarquable, nous dit que sur cinquante variétés d'arbres, une quinzaine seraient menacées de disparition définitive. Jamais vu ça. Les avertissements se multiplient et personne ne bouge.

– Le virus a à voir avec ça?

– D'une certaine façon, oui. Les articles sur la forêt tropicale nous parlent de « l'humain contre le non-humain ». L'homme qui veut tout dominer, tout contrôler. Le non-humain est dérangé à tel point qu'il « se venge ». Ces virus qui étaient à l'aise avec leurs chauves-souris et autres animaux dans des zones inatteignables sortent.

– Et ce combat que vous avez mené toute votre vie ?

– Le respect de la nature. Pas la nature pour l'argent. L'argent pour la nature. L'argent emporte tout. Quatre-vingts pour cent de mes amis forestiers pensent que la forêt doit rapporter. Je comprends. Pour moi aussi, il faut qu'elle rapporte. Mais attention à la poule aux œufs d'or.

– On dit qu'il y a plus de forêts en France qu'il y a deux cents ans.

– En France, mais pas dans le monde. Au Brésil de Jair Bolsonaro, par exemple. Un fou furieux pour ce qui concerne la forêt. Et pourtant, il va être réélu.

– La peur pour vous, finalement, c'est quoi ?

– Ce sentiment à 77 ans de m'être battu cinquante ans pour la beauté, pour la vie. Et voici que des pouvoirs nous mènent au désastre. C'est peut-être le vieillard qui parle. J'ai des collègues aussi, pas mal de collègues, qui trouvent comme moi que la remise en cause est brutale. D'autres trouvent qu'il y a beaucoup d'espoir… Certains prennent la parole. Saurons-nous les entendre ?

– Et vous, qu'espérez-vous encore ?

– Le confinement m'a embrouillé l'esprit. J'ai essayé d'écrire, ces dernières semaines. Mais le moral est atteint. Privé pendant deux mois de ma forêt… je tourne en rond. Privé de mon amie. Les chutes de moral, ça peut aller loin, vous savez.

– Ne croyez-vous pas qu'atteint moralement, votre vision du monde ne se soit assombrie ? Objectivement, le monde est-il définitivement perdu ?

– Vous avez raison ! Jeudi, je repars. Peut-être qu'avec ma forêt je vais retrouver un petit peu d'énergie. Une autre façon de regarder le monde. Mais Michel Houellebecq, à qui on peut reprocher beaucoup de choses, ne disait-il pas quand même : « Le monde d'après ? Pareil, mais pire. » J'ai la tentation de penser comme lui. J'entends certains dirigeants dire : « Il faut que la machine reprenne. » Je sens bien ça chez les grands patrons, chez les grands bourgeois. Excusez-moi, je ne dis rien du tout de gauchiste… Je fais partie du monde des bourgeois. Mais je sens quelque chose d'impitoyable. On va se protéger. On va se barricader. On va durcir. Je ne sais pas de quel côté, en France, nous allons basculer. Mais avec l'association bêtise et cupidité, nous sommes en danger. Jusqu'où les riches sont-ils prêts à aller pour protéger leur pognon ? Moi, j'ai peur de ça. On voit surgir partout des dictatures. Des fous furieux qui veulent mettre de l'ordre. Mais de quel ordre s'agit-il ? Le pire, c'est que cela se fait avec l'engouement des électeurs. Une forme de servitude consentie. Alors, je me replonge dans la littérature. Les grands romanciers russes ou américains. Et je vais retrouver quelques amis. Peut-être pourrons-nous échanger.

– Vous allez vous réfugier dans une petite cabane dans votre forêt ? Vous n'allez pas vous battre pour le nouveau monde ?

– Je n'en ai plus la force.

– C'est fini, le combat ?

– Dans un mois, avec ma forêt, ça ira peut-être mieux. Je suis en bonne santé. Je suis encore capable de faire la tronçonneuse.

– La tronçonneuse ? Vous coupez les arbres ?

– Je coupe les taillis, les buissons, pas les arbres. Pour la coupe, j'ai des bûcherons. La forêt, c'est un travail permanent. Je sais comment l'entretenir. Il faut savoir vivre avec elle. Enfin, bref... Un moment de découragement.

– Vraiment?

– Mais s'ils pouvaient venir cette année, j'aimerais, une fois encore, montrer à mes petits-enfants la vie de ma forêt.

Certaines rencontres vous rejoignent plus que d'autres. Voici l'histoire d'un homme en quête d'humanité. Je veux croire qu'il ne s'agit pas d'un mirage.

Maître de lumière

Un couple que j'ai suivi durant une vingtaine d'années, avec qui nous échangions sur de nombreux sujets. Le cinéma, la littérature, la vie du monde. Ce monde qu'ils avaient parcouru tout au long de leur vie.

En ce tout début de XXIe siècle, Monsieur X. m'avait offert un livre. Un livre d'histoire. L'histoire d'une vie. *Sa* vie. Livre que je n'ai pas lu à l'époque. Il avait disparu. Je ne savais pas où je l'avais mis. Je n'ai pas osé le lui dire. Nous n'en avons donc jamais parlé. Il a eu la délicatesse de ne pas me demander ce que j'en avais pensé. C'était en novembre 2000.

Et voici qu'en 2015, faisant chez moi un peu de rangement, je découvre, au fond d'un placard, un dossier avec ce livre, et quelques notes personnelles que j'avais prises par ailleurs sur la question de l'engagement. J'écrivais alors que, dans les années 1930, la confusion régnant déjà dans les esprits, il fallait comprendre avant tout que le nazisme, c'était la peste. Dans ces notes, je m'interrogeais sur ce qu'il fallait vraiment identifier, à la fin du XXe siècle. Quelle forme une nouvelle peste pouvait-elle prendre, sournoisement, dans le champ social, en chacun et pour tous ?

J'ouvre ce livre et, dès les premières lignes, je suis bouleversé. Je ne peux plus m'arrêter. Ma lecture se poursuit jusque tard dans la nuit.

« Chaque homme a son histoire et, comme celle de toute vie, cette histoire est unique. Cependant, les hasards de l'histoire de la première moitié du XXe siècle, mêlés aux circonstances de ma vie, ont voulu qu'enfant, adolescent puis jeune adulte, je sois témoin ou acteur d'événements dans lesquels souvent l'horrible le disputait au dérisoire et le tragique au miraculeux. »

Je côtoyais depuis toutes ces années Monsieur X.,

qui avait traversé le XXe siècle, et j'étais passé à côté de l'homme engagé.

Il osait affirmer que la chance avait constitué le leitmotiv de sa vie, alors même que dès 1938 il était condamné à mort par un régime et un système qui massacrèrent des millions d'hommes et de femmes parmi son peuple.

Lui, qui était d'une certaine façon un survivant, la guerre ayant constitué l'essentiel de ses universités, affirmait avoir bénéficié d'une chance qu'il qualifiait d'« insolente » et, pour tout dire, d'« extraordinaire ». Il écrivait :

« La vie m'a fait le somptueux cadeau de ces cinquante dernières années. Si tous les vivants sont des morts en sursis, peut-être l'ai-je été plus que d'autres. »

L'enjeu avait été, pour lui, de rester vivant.

C'était l'histoire d'un tout jeune adolescent qui vivait avec ses parents dans la Tchécoslovaquie des années 1930-1940. Son père, qui réussira à le sauver de la déportation, était lui-même le benjamin de onze enfants. Six filles et cinq garçons, dont il ne restera que cinq survivants. Moi-même benjamin d'une fratrie de six filles et cinq garçons, je me sens particulièrement touché.

La vie de cet homme me plonge tout à coup dans la Grande Histoire. Récit non pas chronologique, mais dans l'ordre où la mémoire ressuscite les événements. C'est-à-dire de façon discontinue, ce qui correspond davantage à la diversité et l'imprévisibilité de l'existence.

Au matin de cette nuit de fébrile lecture, je décide de l'appeler. Il s'imagine que je veux l'informer des résultats de son dernier bilan sanguin.

– Non, monsieur, je voudrais vous parler. J'ai un aveu à vous faire. Quand puis-je vous rencontrer ?

Sans me poser de questions, il me propose de venir chez lui le soir même. Je le rejoins vers 20 h 30, après ma dernière consultation.

Si le corps commence à plier sous le poids des années, son esprit vif, irradiant toute sa personne, m'accueille avec la plus grande bienveillance.

Mes jambes m'ont porté jusqu'ici, je n'ai pas le choix. Comme pour exorciser mon appréhension, je vais droit au but :

– Vous m'aviez offert votre livre, il y a quinze ans. Je n'ai jamais osé vous dire que je l'ai perdu avant même d'avoir pu le lire. Mais hier soir, par hasard, je l'ai retrouvé… Et je l'ai lu. J'ai alors senti qu'il fallait que je vienne vous voir. Je ne sais pas ce qu'il m'arrive… Je veux comprendre. Je veux que vous m'expliquiez.

– Dites-moi. Que voulez-vous savoir ?

– Vous vous engagez, toujours. En toute situation. Vous êtes communiste quand les Russes délivrent votre pays. Et vous êtes sioniste. Arrivé en bateau après un périple épique, vous accostez en Israël, vous participez à la guerre d'indépendance. Vous combattez dans l'armée israélienne durant la guerre du Sinaï, puis celle des Six Jours.

» Officier, alors qu'avec vos hommes vous observez les soldats égyptiens se replier en désordre, certains de vos subordonnés proposent de les tirer comme des lapins. Vous leur dites que s'ils veulent vraiment le faire, qu'ils posent donc leurs armes à feu et qu'ils aillent les tuer à l'arme blanche. Ils n'ont pas bougé.

» Ailleurs, avec un ami journaliste, dans une jeep, à l'heure du couvre-feu, vous apercevez un jeune Palestinien. Vous demandez à votre ami d'aller voir ce que ce jeune a dans ses chaussures. Il y trouve de l'argent. Votre ami, étonné, vous demande comment vous saviez. Vous répondez : « J'ai été cet enfant. » Et, franchissant le check-point, vous raccompagnez ce jeune jusque chez lui.

» Vous quittez l'armée israélienne, vous travaillez pour la diplomatie de votre pays, puis vous quittez à nouveau vos fonctions.

» Vous vous engagez, toujours et encore, et puis vous partez. Qu'est-ce que c'est que cette histoire ? Il y a bien une ligne, dans votre vie. Quelle est cette ligne brisée, faite de courage et de fidélité, mais parcourue de ruptures ?

Il inspire à fond, et me dit :

– Ma ligne, c'est *l'humain.*

Une indescriptible émotion nous a saisis. Nous sommes tombés dans les bras l'un de l'autre. J'ai senti des larmes nous couler.

Cette source jaillissant, me revenaient des phrases lues la veille :

« Je crois que le courage, le vrai, consiste à faire face à la vie…

Je suis toujours bouleversé par les gens de parole, et les êtres loyaux qui, sans bruit, font de bonnes et belles choses. Je suis très sensible à la loyauté et à la crédibilité des gens. Savoir qu'on peut compter sur eux…

Découvrir chez Schopenhauer l'importance de la volonté individuelle et chez Nietzsche cette notion qu'un être est en perpétuel devenir et qu'il ne peut, par conséquent, avoir comme références des vérités préalables ou définitives, fussent-elles sociales, morales ou religieuses…

Je ne veux pas « jouer » à faire une chose à laquelle je ne crois pas. Je me sens soumis, personnellement, au devoir de vigilance…

– Qui t'a autorisé?

– Ma conscience.

Cet homme était aujourd'hui âgé. Malgré son physique de colosse, malgré l'énergie et la chance qui avaient marqué sa vie, il se trouvait au point où il ne pouvait plus échapper à la finitude. Le sursis pour chacun a ses limites.

Il allait mourir peu de temps après notre échange, non sans avoir voulu m'offrir un autre ouvrage, *Le Zéro et l'Infini*, d'Arthur Koestler.

Reprenant le sien, que j'avais failli perdre à jamais, je réalisai que sa dernière parole était:

« Je ne regrette pas ce que j'ai fait. Ce que j'aurais pu accomplir ne me manque pas. »

Étonnement, surprise, impuissance ont jalonné ma pratique au quotidien. Au fil de toutes ces années, sans que j'y prenne garde, mon écoute allait de plus en plus au-delà du symptôme.

Le dernier souffle

Une patiente, brillante psychanalyste, avec qui j'évoquais quelques-unes de ces histoires, en avait été fort intéressée. Régulièrement, nous échangions sur ma pratique. Son approche psychanalytique nourrissait ma curiosité.

Me sachant en analyse, elle m'a proposé de m'inscrire à une formation dans une école pratique de psychopathologie, à la création de laquelle elle avait participé. Ainsi, j'ai bénéficié de cette formation théorique très dense, riche, exigeante, tout en poursuivant mon travail de médecin généraliste.

Il se trouve que cette femme était atteinte d'une pathologie pour laquelle il n'y avait pas de traitement possible. Après des années de lutte, la maladie allait prendre le dessus. Elle voulait absolument rester chez elle jusqu'à la fin et m'avait explicitement demandé de l'accompagner sur cette route. Je me suis donc rendu auprès d'elle deux fois par mois, puis toutes les semaines, puis tous les jours. Pas une fois elle n'a manqué de me demander comment j'allais, et toujours elle aimait échanger sur cette clinique qui la passionnait. Sa curiosité et son questionnement ne furent jamais altérés.

Un après-midi, une patiente que j'avais adressée plusieurs années auparavant à cette psychanalyste se présente au dernier rendez-vous de la journée. Elle me dit lui avoir écrit pour le Nouvel An. Courrier resté sans réponse. Elle s'en étonne. Je ne dis rien. Et elle d'ajouter que cette femme lui a sauvé la vie, ou plutôt qu'elle l'a « mise au monde ». Sa vie a été rendue possible grâce au travail effectué avec cette psychanalyste.

Je l'ai écoutée, traversé par une émotion que je me suis efforcé de contenir. J'ai renouvelé son ordonnance.

Quittant mon cabinet, sur le pas de la porte, elle m'a dit :

– Si vous n'étiez pas médecin généraliste, vous aussi vous pourriez être un bon thérapeute.

Je l'ai saluée.

J'ai pris ma sacoche pour me rendre auprès de cette patiente psychanalyste.

Je suis arrivé chez elle. Je suis entré dans sa chambre, pour recueillir son dernier souffle.

Compagnons de route

Soigner, guérir. J'ai épousé l'habit de médecin. Jeune médecin, je portais costume, chemise, cravate. Je me rassurais comme je le pouvais. Je croyais être envoyé vers les « malades » pour leur dire comment faire.

Ce sont eux qui sont venus à ma rencontre.

Face au livre de leur vie, je me suis trouvé lisant au livre de moi-même. Au-delà du symptôme, ma subjectivité s'est trouvée engagée. De façon très « sauvage », sans garde-fous. Je ne comprenais pas toujours jusqu'où cela allait me toucher.

Parfois tranquillement, d'autres fois violemment, j'ai dû naviguer, me reposant sur la sécurité de mon statut de médecin et les connaissances acquises lors de nos chères et longues études. Cette sécurité, aussi utile et nécessaire soit-elle, fut vite malmenée face à une réalité peu domptable : celle du patient qui frappait à ma porte.

Je crois que ce qui m'intéressait avant tout, c'était d'être là, témoin, compagnon de route, au cœur des péripéties de la vie de ceux qui font appel à moi, médecin de famille. Être là, sans jugement autant que possible, face à l'autre tel qu'il est. Mobiliser en lui, en moi, quelque chose du vivant.

J'ai souvent employé des expressions en rapport avec la navigation, dans mes différents récits. En effet, j'ai emprunté des voies aussi improbables qu'inattendues. Une certaine allure s'est mise en place. C'est ce qui a donné du piment à ce que j'appelle « ma pratique ». Je suis persuadé qu'au milieu des consensus et des protocoles, il y aura toujours une place pour la liberté du sujet.

Chaque praticien trace sa route avec ce qu'il est. C'est un combat quotidien, le seul qui vaille. Je veux rester un être humain qui, au milieu d'une médecine standardisée, monétisée, continue d'établir des liens singuliers avec ceux qui frappent à ma porte, et que l'on appelle maladroitement « patients ». Je navigue à vue. Libre sous la contrainte.

Nous sommes des êtres de relation. Sur le terrain que nous appelons l'« acte médical », il a pu m'arriver d'oublier que l'existence dépendait aussi de la rencontre du JE et TU, selon l'expression de

Martin Buber, qui est le titre d'un de ses plus beaux livres. Merci à ceux qui n'ont pas manqué de me le rappeler.

Chers patients, vous avez non seulement forcé mon admiration, mais vous m'avez aussi beaucoup appris. Oui, avec vous à votre place, et moi comme témoin engagé, j'ai été confronté à la question que tout être en proie à la maladie se pose : Pourquoi cette souffrance ? et vers quoi, vers qui se tourner ?

L'homme en détresse n'a pas fini de faire appel à un autre homme, reconnu comme expérimenté. Il est celui qui sait et qui va proposer du sens à l'autre, qui n'a plus d'outils pour nommer ce qui lui arrive.

Certains se sont tournés vers moi. Je n'y étais pas préparé. Je n'avais rien d'un sage. Non, je suis comme vous, en voyage sur les chemins de la vie. Chacun se débat comme il peut, avec ce qu'il est.

Souvent, j'ai pu observer, chez certaines ou certains d'entre vous, une lutte acharnée pour tenter de maîtriser. Combat à mort face au réel. Et parfois, ô surprise, l'avènement d'un attelage heureux, associant maîtrise et consentement. Être maître de son existence et pourtant consentir à mourir. Courage, lucidité, force, vulnérabilité. Décision in extremis de ne pas s'opposer à la réalité de la finitude.

Face à celui qui traverse tous ces états, physique, émotionnel, intellectuel, spirituel, moi, médecin, je me suis trouvé renvoyé à ma propre impuissance, à ma finitude, aussi.

Il m'a fallu choisir de rester ou de fuir. Qui peut dire qu'il n'a jamais fui? Sûrement pas moi, je suis un homme. Je peux cependant affirmer que, lorsque je suis resté là, impuissant face à l'autre, lui aussi désarmé, quelque chose de la vie s'est manifesté.

De quoi s'agit-il, en fait? De cette expérience, pas si rare finalement, où deux êtres acceptent d'être présents, avec tout ce qui les a menés jusque-là, non pas pour dire la vérité, mais mutuellement être en vérité. C'est alors qu'à travers un regard ou une parole échangée, la Vie peut nous surprendre. Justement parce que la finitude est là, et que nous ne l'avons pas refoulée.

Un jour, un patient m'a dit: «Vous êtes une luciole.» Je ne savais pas ce qu'était une luciole. Il s'agit d'un insecte qui produit de la lumière, à l'état de larve et adulte. Éclaire-t-elle le chemin dans la nuit? Pier Paolo Pasolini, dès 1975, prenait la disparition des lucioles comme la métaphore d'une culture qui, partout en Europe, allait être dévorée par la société du spectacle et de la consommation. La médecine actuelle n'échappe pas à ce constat. Elle est en train de changer radicalement de nature. L'échange entre un consommateur et un prestataire de service semble vouloir remplacer le dialogue singulier entre une personne qui ne comprend pas toujours ce qui l'affecte et un médecin.

Fascinés par la technologie, le virtuel, l'homme augmenté, nous avons fait en sorte que le relationnel soit rangé au domaine des accessoires. En tant que médecins généralistes, il nous est difficile de faire le poids, quand la clinique et la parole pèsent si peu face à l'imagerie, aux algorithmes, combien utiles et nécessaires, mais souvent sur-prescrits parce que vécus comme seule vérité objective.

Je ne suis ni un héros ni un dinosaure. Non, je défends seulement une médecine qui, tout en sachant ce qu'elle doit au progrès technique, au travail en équipe, aux réseaux, ne doit pas oublier qu'un acte médical concerne un être humain. Une médecine où le patient ne doit pas être réduit à une somme de données numériques, et le médecin à un « ingénieur du corps ».

La place du curseur entre responsabilité, liberté et sécurité est de plus en plus difficile à trouver. Nous voulons une médecine qui serait capable de nous protéger de tout. Jusqu'où serons-nous prêts à être contrôlés dans notre vie quotidienne ? Si la traçabilité est un grand progrès, attention à ce qu'elle ne devienne pas l'essentiel de l'acte médical.

Chers compagnons de route, vous venant à mon cabinet, ou moi allant à votre domicile, nous avons partagé toutes les avancées, les contradictions, les espoirs et les déconvenues qui ont marqué notre quotidien médical depuis le début des années 1980. Aujourd'hui, je nous souhaite, je souhaite à mes jeunes collègues qui prennent le risque vital de plonger dans cette médecine dite générale d'avoir le courage et l'intelligence d'inventer une pratique sachant allier la parole et la technologie en son meilleur. Une fois de plus, tout est à réinventer.

Table

L'EXEMPLAIRE QUE VOUS TENEZ ENTRE LES MAINS
A ÉTÉ RENDU POSSIBLE GRÂCE AU TRAVAIL DE TOUTE UNE ÉQUIPE.

ÉDITION : Emmanuel Dazin
COUVERTURE ET CONCEPTION GRAPHIQUE : Quintin Leeds
RÉVISION : Jean-Luc Demizieux et Isabelle Paccalet
MISE EN PAGE : Soft Office
PHOTOGRAVURE : Point 11
FABRICATION : Marie Baird-Smith
COMMERCIAL ET RELATIONS LIBRAIRES : Adèle Leproux
et Alexandra Profizi
COORDINATION ÉDITORIALE : Thomas Garet
PRESSE ET COMMUNICATION : Anne Vaudoyer
COMMUNICATION DIGITALE : Alice Huguet

RUE JACOB DIFFUSION : Élise Lacaze (direction), Katia Berry (grand Sud-Est), François-Marie Bironneau (Nord et Est), Charlotte Jeunesse (Paris et région parisienne), Christelle Guilleminot (grand Sud-Ouest), Laure Sagot (grand Ouest), Diane Maretheu (coordination), Charlotte Knibiehly (ventes directes) et Camille Saunier (librairies spécialisées)

DISTRIBUTION : Interforum

DROITS FRANCE ET JURIDIQUE : Geoffroy Fauchier-Magnan
et Bertille Comar
DROITS ÉTRANGERS : Sophie Langlais
ACCUEIL ET LIBRAIRIE : Laurence Zarra et Lucie Martino
ENVOIS AUX JOURNALISTES ET LIBRAIRES : Vidal Ruiz Martinez
COMPTABILITÉ ET DROITS D'AUTEUR : Christelle Lemonnier,
Camille Breynaert et Christine Blaise
SERVICES GÉNÉRAUX : Isadora Monteiro Dos Reis

IMPRIM'VERT®

L'ensemble de cet ouvrage a été réalisé dans le respect
des règles environnementales en vigueur. Il a été imprimé
par un imprimeur certifié Imprim'vert, sur du Lac 2000 PEFC
pour l'intérieur et une carte Crescendo PEFC pour la couverture.

La couverture et la bande ont été imprimées
par Déjà Link, à Stains (Seine-Saint-Denis).

Achevé d'imprimer sur Roto-Page par l'Imprimerie Floch
à Mayenne (53) en décembre 2022.

ISBN : 978-2-37880-342-1
Numéro d'impression : 101711
Dépôt légal : février 2023
Imprimé en France

En France, un livre a le même prix partout.
C'est le « prix unique du livre » instauré par la loi de 1981 pour protéger le livre et la lecture. L'éditeur fixe librement ce prix et l'imprime sur le livre. Tous les commerçants sont obligés de le respecter. Que vous achetiez votre livre en librairie, dans une grande surface ou en ligne, vous le payez donc au même prix. Avec une carte de fidélité, vous pouvez bénéficier d'une réduction allant jusqu'à 5 % applicable uniquement en magasin (les commandes en ligne expédiées à domicile en sont exclues). Si vous payez moins cher, c'est que le livre est d'occasion.